# Palliative Care und Forschung

**Herausgegeben von**
M. W. Schnell, Witten, Deutschland
C. Schulz, Düsseldorf, Deutschland
C. Dunger, Witten, Deutschland

Palliative Care ist eine interprofessionelle, klinisch und kommunikativ ausgerichtete Teamleistung, die sich an Patienten und deren Angehörige richtet. Bei der Versorgung eines Palliativpatienten geht es nicht nur um die Behandlung krankheitsbedingter Symptome, sondern vor allem auch um Zuwendung an die Adresse eines Patienten, um die Schaffung geeigneter Versorgungsangebote, um die Unterstützung von Familien und um konkrete Mitverantwortung. Über die Erfahrungswelten von Palliativpatienten in Deutschland gibt es nur wenige Erkenntnisse. In diesem Bereich besteht ein Forschungsbedarf, der sich auf Sachthemen wie die subjektiven Sichtweisen von Patienten und Angehörigen, auf Interaktionen am Lebensende, auf Lebenswelten des Sterbens und nicht zuletzt auf soziale Strukturen von Versorgungseinheiten bezieht. Diese und andere Sachthemen können durch qualitative und sozialwissenschaftliche Forschungsmethoden erschlossen werden, die in Deutschland bislang nur sehr selten im Bereich der Erforschung von Palliative Care eingesetzt werden. Die Reihe Palliative Care und Forschung möchte mithelfen, diesen Mangel im deutschen Sprachraum zu beseitigen.

**Herausgegeben von**

Martin W. Schnell
Private Univ. Witten/Herd. gGmbH
Witten, Deutschland

Christine Dunger
Private Univ. Witten/Herd. gGmbH
Witten, Deutschland

Christian Schulz
Universitätsklinikum der
Heinrich-Heine Universität
Düsseldorf, Deutschland

Martin W. Schnell · Christian Schulz
Udo Kuckartz · Christine Dunger (Hrsg.)

# Junge Menschen sprechen mit sterbenden Menschen

## Eine Typologie

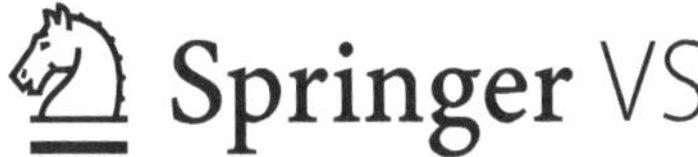

Springer VS

*Herausgeber*
Martin W. Schnell
Witten/Herdecke, Deutschland

Udo Kuckartz
Marburg, Deutschland

Christian Schulz
Düsseldorf, Deutschland

Christine Dunger
Witten/Herdecke, Deutschland

OnlinePLUS Material zu diesem Buch finden Sie auf
http://www.springer-vs.de/978-3-658-12316-1

Palliative Care und Forschung
ISBN 978-3-658-12316-1          ISBN 978-3-658-12317-8 (eBook)
DOI 10.1007/978-3-658-12317-8

Die Deutsche Nationalbibliothek verzeichnet diese Publikation in der Deutschen Nationalbibliografie; detaillierte bibliografische Daten sind im Internet über http://dnb.d-nb.de abrufbar.

Springer VS



Gedruckt auf säurefreiem und chlorfrei gebleichtem Papier

Springer Fachmedien Wiesbaden ist Teil der Fachverlagsgruppe Springer Science+Business Media
(www.springer.com)

# Inhaltsverzeichnis

Vorwort.................................................................................................. 7

*Martin W. Schnell*
Die Typologie im Licht der Wissenschaftstheorie............................... 11

*Udo Kuckartz*
Typenbildung und typenbildende Inhaltsanalyse in der empirischen
Sozialforschung .................................................................................. 31

*Martin W. Schnell*
Vom Leben mit der Sterblichkeit.
Bericht über das Diskursprojekt „30 junge Menschen sprechen mit
sterbenden Menschen und deren Angehörigen" .................................. 55

*Martin W. Schnell/Christian Schulz/Christine Dunger/Andy Schütz*
Gespräche mit sterbenden Menschen und deren Angehörigen.
Erfahrungsbasierte Einstellungsänderungen junger Menschen zum
Lebensende ....................................................................................... 103

*Christine Dunger*
Typenbildung – Eine kommentierte Literaturliste............................ 171

Verzeichnis der Autorinnen und Autoren ......................................... 181

*Die Tabellen im Beitrag „Gespräche mit sterbenden Menschen und deren Angehörigen"
sind unter www.springer.com auf der Produktseite dieses Buches verfügbar.*

# Vorwort

*Junge Menschen sprechen mit sterbenden Menschen*

Palliative Care ist eine interprofessionelle, klinisch und kommunikativ ausgerichtete Teamleistung, die sich an Patienten und deren Angehörige richtet. Bei
der Versorgung eines Palliativpatienten geht es nicht nur um die Behandlung
krankheitsbedingter Symptome, sondern vor allem auch um Zuwendung an die
Adresse eines Patienten, um die Schaffung geeigneter Versorgungsangebote, um
die Unterstützung von Familien und um konkrete Mitverantwortung. Manchmal
sind diese interpersonalen und sozialen Hilfeleistungen in einem entsprechenden,
ambulanten oder stationären Setting die einzige Leistung, die von der Palliativversorgung am Lebensende noch erbracht werden kann.

Über die Erfahrungswelten von Palliativpatienten und Hospizgästen in
Deutschland gibt es nur wenige Erkenntnisse. In diesem Bereich besteht ein
Forschungsbedarf, der sich auf Sachthemen wie die subjektiven Sichtweisen von
Patienten und Angehörigen, auf Interaktionen am Lebensende, auf Lebenswelten
des Sterbens und nicht zuletzt auf soziale Strukturen von Versorgungseinheiten
bezieht.

Diese und andere Sachthemen können durch qualitative, quantitative und
andere Forschungsmethoden, die im weitesten Sinne sozialwissenschaftlich
ausgerichtet sind, erschlossen werden. Diese Methoden sind in Deutschland
bislang nur sehr selten im Bereich der Erforschung von Palliative Care eingesetzt
worden.

Die Buchreihe *Palliative Care und Forschung* möchte mithelfen, diesen
Mangel im deutschen Sprachraum zu beseitigen. Zu diesem Zweck bietet jeder
Band der Reihe:

- die Darstellung einer qualitativ bzw. sozialwissenschaftlich ausgerichteten
  Methode,
- eine wissenschaftstheoretische Reflexion dieser Methode,
- eine Studie, die die Erschließungskraft der Methode im Bereich Palliative
  Care bei der Arbeit vorstellt und die damit zugleich Wissen über bestimmte
  Aspekte der Erfahrungswelten von Palliativpatienten präsentiert,
- die Kommentierung ausgewählter Primär- und Sekundärliteratur zur dargestellten Methode.

Diese Buchreihe richtet sich an: Forscher, Nachwuchswissenschaftler, evidenzbasiert arbeitende Versorger (Ärzte, Pflegende, Therapeuten), Studierende im Bereich von Palliative Care.

****

Im Mittelpunkt des durchlebten und begleiteten Lebensendes von Patienten steht unter anderem eine spezielle *Diversität*. Damit ist eine Besonderheit jener sozialen Beziehungen gemeint, die es nur am Lebensende gibt, weil sie das Lebensende selbst ausmacht: ein Mensch wird auf absehbare Zeit versterben und damit die Welt verlassen, die anderen, ihn begleitenden Menschen (Angehörige, Heilberufler, freiwillige Helfer) werden weiter leben und das Sterben des Versterbenden organisieren. Diese Diversität zeigt sich als eine Asymmetrie von Lebensbeendigung und Fortleben innerhalb derer die Welt als gemeinsam geteilter Lebensraum langsam versinkt (vgl. dazu: M.W. Schnell/Chr. Schulz: *Basiswissen Palliativmedizin*, 2. Aufl. 2014, Springer Verlag: Berlin/Heidelberg, Kap. 3).

Dieser grundsätzlichen Idee folgend, befasste sich Band 1 dieser Buchreihe (*„Der Patient am Lebensende. Eine Qualitative Inhaltsanalyse"*, 2013) mit der methodischen Erforschung der Situation, die Patienten als ihr Lebensende durchleben. Band 2 (*„Sterbewelten. Eine Ethnographie"*, 2014) untersuchte daraufhin die Situation und Aufgaben der weiterlebenden Begleiter im Hinblick auf das Sterben des Anderen. Band 3 (*„Hospiz und Palliative Care"*, 2015) thematisierte mit dem Hospiz eine Versorgungsform, in der sich überlebende Begleiter und sterbende Patienten, oft als Gäste bezeichnet, begegnen und unterstützen.

Der hier nun vorliegende Band 4 (*„Junge Menschen sprechen mit sterbenden Menschen"*, 2016) stellt eine existenzphilosophische Untersuchung in den Mittelpunkt: was bedeutet es für das Leben des lebenden Menschen, dass er eines Tages sterben muss? Als geeignete Probanden, die diese Frage beantworten sollen, wurden jungen Menschen ausgewählt, die in der Regel nicht an das Ende ihres Lebens denken, sondern an die Gründung einer Existenz. Die Antworten junger Menschen sind nicht durch die Erfahrung von Alter und Krankheit einseitig geprägt. Damit junge Menschen über den Sinn der Endlichkeit für das Leben nachdenken, bedarf es eines Anreizes. Ein Gespräch mit einem sterbenden Menschen innerhalb eines Hospizes, einer Palliativstation oder daheim bietet einen solchen Anreiz.

Die Gespräche zwischen jungen Menschen und sterbenden Menschen erfolgten, nach ethikkommissionaler Prüfung, in der Öffentlichkeit und können auf der Homepage des Projekts (www.30jungemenschen.de) und in einer Projektdokumentation (M.W. Schnell/Chr. Schulz: *Dem Sterben begegnen*, Bern: Huber 2015) nachvollzogen werden.

Die vorliegende Publikation stellt die Ergebnisse der empirischen Erforschung der Frage, ob und wie sich die Einstellung junger Menschen zur Endlichkeit des eigenen Lebens durch Gespräche mit einem sterbenden Menschen ändern, dar. An diesen Ergebnissen wird deutlich, worin der existentielle Sinn des Faktums der Endlichkeit für das Leben besteht.

Die Ergebnisse der Untersuchung wurden mit der Methode der Typenbildung in Richtung einer *Typologie* ermittelt. Die Aufforderung an einen Probanden, sich der eigenen Endlichkeit bewusst zu werden, führt zu dem Effekt, dass die Daten sich singularisieren. Der Proband spricht nur von sich selbst. Wenn zudem die Anzahl der Probanden, wie in der vorliegenden Untersuchung, klein ist, droht die Gefahr, dass die Ergebnisse der Forschung nur die Meinungen einzelner Personen wieder geben und damit in gewisser Hinsicht mangelhaft sind. Obwohl eine Allgemeinheit im Sinne von Repräsentativität nicht angestrebt werden kann und soll, ist es dennoch sinnvoll und richtig, nicht beim Einzelfall stehen zu bleiben. Die Methode der Typenbildung bietet hier die Möglichkeit, über den Einzelfall hinaus in eine relative Allgemeinheit vorzustoßen. Durch die Typenbildung erscheint ein Individuum nicht mehr allein als es selbst, sondern vornehmlich als „Fall von …". Sinnvoll ist die Verwendung dieser Methode, wenn eine relative Allgemeinheit der Forschungsergebnisse erreicht werden soll, ohne dass die Anzahl der Probanden erhöht wird. Der vorliegende Band stellt diese Methodik zunächst vor, reflektiert sie und beobachtet sie dann bei der Durchführung.

Für ihre unverzichtbare Mithilfe bei der Erstellung des Manuskripts bedanken wir uns bei Kerstin Pospiech und Marian Wittenberg vom *Lehrstuhl für Sozialphilosophie und Ethik* und bei den Mitarbeiterinnen und Mitarbeitern des *Instituts für Ethik und Kommunikation im Gesundheitswesen* der Universität Witten/Herdecke. Ein besonderer Dank gilt Johannes Baptista Ludwig, der in Kapitel 4 die neuartigen Graphiken und Tabellen zur Darstellung der Forschungsergebnisse der Begleitstudie entworfen und erstellt hat.

Martin W. Schnell  
Christian Schulz  
Udo Kuckartz  
Christine Dunger  
im Juli 2015

# Die Typologie im Licht der Wissenschaftstheorie

*Martin W. Schnell*

Wissenschaftstheorie ist eine Reflexion auf die Bedingungen der Möglichkeiten und deren Grenzen, durch die methodisch verfahrende Forschungen empirische Wahrheit, Sinn und Bedeutung hervorbringen. Diese Definition ist im Ausgang von Pierre Bourdieu und Arbeiten zum „medizinischen Feld" im Anschluss an Bourdieu (Schnell 2005, Schnell 2009) gebildet. – Gemäß dieser Perspektive soll zunächst der Zusammenhang von Selbstinterpretation und sozialen Strukturen in der qualitativen Forschung betrachtet werden und vor diesem Hintergrund dann speziell die Typologie, Typik und die Typenbildung. Zu diesem Zweck soll zunächst an das Grundverständnis von Wissenschaftstheorie erinnert werden, das der Buchreihe „Palliative Care und Forschung" insgesamt zugrunde liegt.

## Selbstinterpretationen und soziale Strukturen

Qualitativ ausgerichtete Forschungen dienen dem Versuch, Zugänge zu subjektiven Sichtweisen von Akteuren zu erhalten. Konkrete und bisweilen dichte Beschreibungen sollen besser in der Lage sein, verständlich machen zu können, wie z.B. Menschen mit chronischen Krankheiten leben als dieses durch standardisierte Befragungen möglich wäre. Qualitative Forschungen sind *näher dran* (Flick et al. 2003: 17, 19)!

Harold Garfinkel, einer der Nestoren der qualitativen Soziologie, hebt hervor, dass die Gegenstandsnähe dadurch erreicht wird, dass die wissenschaftlichen Beschreibungen vom „Standpunkt des Mitgliedes" (Garfinkel 1962: 189) jener Alltagswelt erfolgen, die aktuell gerade beschrieben werden soll. Mit anderen Worten: Wer wissen möchte, ob eine Krankenschwester Respekt für ihre Patienten empfindet, frage sie einfach danach!

Der Vorteil der qualitativen Forschung besteht darin, dass anerkannt wird, dass die Selbstinterpretationen von Akteuren zur Konstitution einer sozialen Realität hinzugehören. Durch diese Anerkennung kann Forschung ihren Probanden zusätzlich eine gewisse Mündigkeit ermöglichen, da die Probanden (etwa durch die Verwendung von in-vivo codes) quasi selbst zur Sprache kommen, nicht von rein äußerlichen Kategorien bevormundet werden und somit auch nicht hinter einer Expertensprache verschwinden. Besonders dann nicht, wenn außer der Forschung niemand sonst den Probanden eine Stimme verleiht.

Der Nachteil einer bestimmten qualitativen Forschung, die sich zu stark einem Subjektivismus nähert, kann darin bestehen, dass sie die „Illusionen der persönlichen Meinung" (Pierre Bourdieu) nicht durchschaut. Eine Krankenschwester hat nicht nur deshalb Respekt vor kranken Menschen, weil sie grundsätzlich „alle Patienten liebt", sondern weil ihr gar nichts anderes übrig bleibt. In ihrer Arbeit ist sie – im Unterschied zum Arzt – einer permanenten Ansprechbarkeit ausgesetzt. Die Selbstinterpretation der Schwester, „für ihre Patienten da zu sein" macht aus der Not, nämlich ohnehin „da sein" zu müssen, eine Tugend. Die Tugend, dass Pflegende per se „Anwälte des Patienten" sind, ist eine Illusion oder stellt sich sehr häufig als eine solche heraus (Schnell 2012).

Um den Illusionen des gesunden Menschenverstandes entkommen zu können, bedarf es einer Objektivierung der subjektiven Sicht der Welt, die von Akteuren vertreten wird (Bourdieu 1970: 41). Diese Objektivierung geschieht durch einen Bruch mit der alltäglichen Sicht der Welt, wie Gaston Bachelard hervorhebt (Bachelard 1974: 19).

Eine objektivierende Betrachtung der sozialen Welt sieht, wie Emile Durkheim sagt, Individuen als Tatsachen an. Diese Betrachtungsweise ist der Feind der Selbstinterpretation des Ich (Alain Touraine)! Die objektivierende Analyse glaubt dem Ich nicht, wenn es sagt, dass es seine Patienten respektiere, weil es sie liebe. Sie sucht nach tieferliegenden Gründen, die dem Bewusstsein verborgen bleiben und findet soziale Strukturen, wie Dienstpläne, Teamkultur auf der Station oder Hierarchien, die es nahe legen, dass sich Pflegende als „Anwälte des Patienten" bezeichnen. Vor allem dann, wenn ihnen sonst kaum eine bedeutsame Stellung im Krankenhaus eingeräumt wird.

## Reflexion auf soziale Umstände als ein Gütekriterium

Innerhalb der qualitativen Forschung zählt die Sichtbarmachung der sozialen Umstände, unter denen der Forscher geforscht hat, als ein weiteres Gütekriterium. Eine solche Selbstreflexion auf soziale Umstände ist erstens sinnvoll, weil der qualitativ Forschende weder unabhängig von seinem Objekt ist, wie dieses beim Laborforscher, der ein Reagenzglas schwenkt, der Fall sein mag, noch freischwebend über ihm rangiert. Er ist vielmehr ein Teil seines Untersuchungsobjekts. Der Psychologe gehört einem Milieu an, der Soziologe ist ein Teil der Gesellschaft, der Historiker ist ein Teil der Geschichte. Die Reflexion ist zweitens sinnvoll, um in der Forschung der „Illusion unmittelbarer Evidenz oder der unbewußten Universalisierung einer singulären Erfahrung" (Bourdieu et al. 1991: 83f) zu entkommen.

<table>
<tr><td>Die Illusion unmittelbarer Evidenz!</td></tr>
<tr><td>Ein Forscher führt ein Interview mit einem Gymnasiallehrer. Der Lehrer berichtet über seine Studentenzeit, die Anfänge im Beruf, die Familiengründung, über Hobbies und Freunde. Der Forscher tritt mit dem Lehrer problemlos in ein tiefes Gespräch ein und glaubt, als Interviewer unmittelbar, also ohne vertiefende Interpretationsarbeit, an die Erfahrungen seines Gesprächspartners herankommen zu können. – Das ist eine Illusion, da der Forscher verkennt, dass er und sein Gesprächspartner sich nur deshalb „so gut verstehen", weil sie beide demselben sozialen Raum entstammen. Auch der Forscher hat studiert und ist erst nach dem 25. Lebensjahr in einen Beruf eingestiegen und versteht daher, was der Lehrer meint, wenn dieser sagt, dass man „anfangs ohne viel Geld glücklich gewesen und nur mit dem Rucksack in den Süden gefahren" sei.</td></tr>
<tr><td>Eine völlig andere Erfahrung hätte der Forscher gemacht, wenn er eine Person vom anderen Ende des sozialen Raums, also etwa einen Bürgerkriegsmigranten von einem fernen Kontinent, als Gesprächspartner angetroffen hätte.</td></tr>
</table>

Ein Instrument zur Vermeidung der Illusion unmittelbarer Evidenz und problematischer Universalisierungen ist die Reflexion auf die sozialen Umstände des Forschens etwa durch eine „Soziologie der Soziologie" (Bourdieu 1985: 50). In dieser von Bourdieu im Ausgang von Husserl bezeichneten Reflexion wird das Erkenntnissubjekt selbst zum Gegenstand gemacht. Es erkennt dann, dass es als Akademiker auch innerhalb von Forschung eine andere soziale Nähe zu einem Lehrer als zu einem Migranten haben kann und dass diese Nähe nicht „intuitiv" oder „unmittelbar" zustande kommt, sondern der Stellung im sozialen Raum zu verdanken ist.

Die qualitative Forschung ist dem Verdacht bloßer Meinungsmache ausgesetzt. Forscher sammeln Zitate und versuchen damit Thesen zu belegen! Die Anwendung von Gütekriterien kann helfen, diesen Verdacht zu entkräften.

## Subjektivismus/Objektivismus

Der Nachteil einer rein objektivierenden Betrachtung, die sich auf die Beschreibung sozialer Umstände beschränken würde, kann darin bestehen, dass sie soziale Strukturen als autonome handlungsfähige Größen betrachtet (ähnlich wie dieses die Neurobiologie mit dem menschlichen Hirn tut), die Akteure wie Marionetten durch das Schauspiel einer sozialen Welt dirigieren. Die Selbstsicht von Personen, die die qualitative Forschung in den Mittelpunkt ihrer Bemühungen rückt, würde dadurch entwertet werden.

> In der qualitativen Forschung gilt es, Subjektivismus und Objektivismus zu vermeiden! Eine empirisch verfahrende Wissenschaft sollte daher den Zusammenhang zwischen Selbstinterpretationen von Akteuren und sozialen Strukturen, innerhalb derer sich Akteure bewegen, sprechen und handeln, nicht aus dem Blick verlieren.

**Daten – was ist das eigentlich?**

„Everything is data!" Dieser bekannte Slogan taucht immer wieder in Forschungshandbüchern auf. Danach seien alle Informationen, denen ein Forscher während seiner Forschung begegnet, Daten und als solche auswertbar. Dem steht allerdings die Tatsache gegenüber, dass Forschung methodisch verfährt und dass Methoden selektiv ansetzen. Meist, fast immer, werden nicht alle Informationen als Daten behandelt, sondern nur bestimmte (Kuckartz 2012, 41f). Als Daten werden behandelt entweder das von Probanden Gesagte oder das Geschriebene oder das Getane oder die sie umgebenden Strukturen usw. Methoden sind selektiv angelegt, weil sie aus den verfügbaren Informationen meist nur bestimmte als Daten herauspräparieren und dann auswerten. Auch Methodentriangulationen ermöglichen keine definitive Totalerhebung, sondern nur weiter gefasste Datensätze. Selektivität kann auch hier nicht grundsätzlich umgangen werden. Es gibt demnach nicht Daten schlechthin, sondern aus dem Pool vieler Informationen werden *bestimmte Informationen als Daten* ausgewählt und bearbeitet. Die übrigen Informationen werden in das thematische Feld geschoben, wie Aron Gurwitsch sagen würde, oder gänzlich als irrelevant unbeachtet gelassen. Als Beispiel dafür kann die Regelung von Transkriptionen gelten.

<table>
<tr><td>Auszug aus der Transkription eines Interviews durch eine Studierende in einer forschungspraktischen Übung.</td></tr>
<tr><td>Interviewer: „Mich würde noch interessieren [eine Uhr schlägt], was Sie in dieser Situation [ein vorbeifahrendes Auto ist im Hintergrund zu hören] getan haben.<br><br>Arzt: „Als der Patient auf unsere Station [ein Auto hupt] kam, haben wir ihn sofort [Kindergeschrei] untersucht. …."</td></tr>
<tr><td>Bewertung durch den Dozenten: Das Schlagen der Uhr und die Geräusche im Hintergrund mögen sich faktisch während des Interviews ereignet haben und daher auch auf dem Tonband zu hören sein, sie sind aber für die Forschung selbst unwichtig und müssen daher nicht transkribiert und ausgewertet werden. Das Schlagen der Uhr hat auf die Erinnerung des Arztes offenbar keinen Einfluss und definitiv auch nicht auf die zurückliegende Behandlung des Patienten, die für die Forschungsfrage allein relevant ist.</td></tr>
</table>

Wie werden aus Informationen nun Daten? Durch Unterscheidungen! Die meisten Methoden zur Datenerhebung treffen solche Unterscheidungen explizit, indem sie sich auf bestimmte Informationen als Datenquellen ausrichten. Das Gesagte im Unterschied zur Hintergrundatmosphäre oder das Gesagte im Unterschied zum Getanen oder das Getane im Unterschied zum Geschriebenen oder das Geschriebene im Unterschied zu sozialen Interaktionen usw. Als Datenträger treten dabei auf: der Text (enthält Gesagtes), das Protokoll (enthält Beobachtetes), das Strukturreview (enthält institutionelle Daten) usw.

Die Durchführung einer Unterscheidung bedeutet, dass bestimmte Informationen als Daten aufgefasst und behandelt werden, andere aber nicht. Für diese Auffassung und Behandlung können drei Faktoren maßgeblich sein: die Bestimmung einer Relevanz der Informationen für die Fragestellung, die Totalität einer Institution, in der die Studie stattfindet und die Daten gewonnen werden und das Gewicht impliziten Wissens der Teilnehmer bzw. der Informationsgeber.

<table>
<tr><td>Für die Auffassung und Behandlung bestimmter Information als Daten können drei Faktoren maßgeblich sein:</td></tr>
<tr><td>a) die Bestimmung einer Relevanz,<br>b) die Totalität einer Institution,<br>c) das Gewicht impliziten Wissens.</td></tr>
</table>

a) Die Unterscheidung, die bestimmte Informationen zu Daten und andere zu Nichtdaten macht, erfolgt entlang dessen, was Alfred Schütz als das Problem der

*Relevanz* (Schütz 1971) bezeichnet: etwas wird als bedeutsam thematisiert oder legt sich als bedeutsam auf, anderes rückt zur Seite oder wird dahin geschoben.

Die Entstehung einer entsprechenden Scheidelinie kann als einfacher und reversibler Schnitt geschehen. Eine einfache Operation in dieser Hinsicht ist die *Zusammenfassung*.

Ein Arzt hat einen zehnstündigen Nachtdienst hinter sich und wird im Nachgang gebeten, davon zu berichten. Vor dem Hintergrund, dass die erlebte Zeit (der 10 Stunden dauernde Dienst) und die erzählte Zeit (der fünfminütige Bericht über diesen Dienst) nicht identisch sind, kann die Zusammenfassung das Relevante darbieten und damit Irrelevantes unthematisiert lassen. Weil das, was als relevant gilt, relativ ist, kann es vorkommen, dass der Interviewer anderes für wichtig erachtet als der Arzt und daher nach- und weiterfragt.

Komplex wird die Aufgabe, das als relevant Bestimmte in Begriffen zu fixieren, wenn es als solches sprachfern verfasst ist. Von der Philosophie und der Psychologie der Landschaft (Georg Simmel, Kurt Lewin) ist darauf hingewiesen worden, dass Stimmungen und Atmosphären eine soziale Situation maßgeblich prägen können, es aber schwierig sei, sie aussagekräftig zu erfassen (Böhme 1995). Wie erfasst man eine Atmosphäre als Datensatz?

Die Entstehung jener Scheidelinie kann in den Sektoren des Gesundheitswesens aber auch weniger harmlos geschehen, da es besonders hier viele, zumindest potentiell totale Institutionen gibt.

b) Als *totale Institution* bezeichnet Ervin Goffman eine soziale Ordnung, wenn es 1. eine Gruppe von Schicksalsgenossen gibt, die 2. die meiste Zeit ihres Alltags zusammen an einen Ort verbringen und dabei 3. einheitlichen Regeln und 4. einem institutionellen Plan unterworfen sind (Goffman 1961: 17). Eine totale Institution tendiert dazu, eine Binnenmoral auszubilden, eine eigene Zeitlichkeit, ja eine eigene Lebenswelt zu bilden. Zu denken ist an das Militär, die Schule, das Internat, aber auch an das Krankenhaus, das Alten- und Pflegeheim.

In einer Untersuchung über die soziale Wirklichkeit in einem Krankenhaus der Regelversorgung konnten Forscher zeigen, dass das Krankenhaus eine in sich geschlossene Welt bildet. In der Institution existieren fast keine Anzeichen dafür, dass eine Außenwelt existiert. Im Aufenthaltsraum kleben im Juli noch Osterhasen an den durchsichtigen Scheiben. Das Krankenhaus als Institution hat sich vom Kalender der öffentlichen Zeit abgekoppelt und bezieht sich nur auf sich selbst. Ein solcher Selbstbezug kann die Entstehung einer totalen Institution begünstigen.

In einer totalen Institution ist die Scheidelinie zwischen Relevantem und Nichtrelevantem durchaus problematisch. Michel Foucault zeigt dieses am Beispiel der Psychiatrie. „Man weiß, daß man nicht das Recht hat, alles zu sagen, dass man nicht bei jeder Gelegenheit von allem sprechen kann, daß schließlich nicht jeder beliebige über alles beliebige reden kann." (Foucault 1977: 7) Das heißt, dass hier nur bestimmte Informationen als Daten (etwa durch das Sagen in einem Interview) auftreten können und dass die Scheidelinie zwischen Gesagtem und Nichtgesagtem durch Macht, also auf eine nicht harmlose Weise, gezogen wird! Das Nichtgesagte kann möglicherweise aber auch wichtig sein. Wenn man es als Datensatz gewinnen möchte, kann sich die Forschung wohl nicht nur auf das Gesagte als Quelle des Wissens beziehten (Schnell 2006). Meist interessieren sich Forschungen nur für das Gesagte, Explizite und Offenbare.

c) Der Blick auf die Genese des Gesagten, das dann in Interviews und Texten als Datensatz fixiert werden kann, ist nicht nur hinsichtlich der Beachtung von Prozessen der Macht in totalen Institutionen wichtig, sondern immer dann, wenn es auf die Unterscheidung zwischen Gesagtem und Nichtgesagtem ankommt. Das ist häufig schon bei elementaren Beschreibungen der Fall, in denen implizites Wissen zur Geltung gelangt.

| |
|---|
| Die Krankenschwester geht in das Zimmer des Patienten, gibt ihm die Hand, spricht kurz mit ihm und geht wieder. |
| Auf die Frage eines Interviewers, was sie im Zimmer des Patienten gemacht habe, sagt sie: „Nichts besonderes. Ich war auf meiner Runde und habe kurz reingesehen." Auf die weitergehende Frage, wie es um die aktuelle Verfassung des Patienten stehe, kann sie über Atmung, Gesichtsfarbe, Puls, Temperatur und die Wünsche des Kranken bestens Auskunft geben. Diese Informationen hat sie aus dem kurzen Gespräch und der Berührung gewonnen. Auf die abschließende Frage, wie es ihr gelinge, diese Informationen über den Patienten ohne Fieberthermometer und ohne Stethoskop zu erhalten, antwortet sie: „Das macht die Erfahrung." |
| *Implizites Wissen* ist ein stummes, verkörpertes, leibliches Können und Vermögen das praktisch wirksam ist, aber meist ungesagt bleibt. |

Das implizite Wissen ist eine Herausforderung für die wissenschaftstheoretische Reflexion, weil es sich in gewisser Hinsicht der Thematisierung widersetzt, aber dennoch in der Praxis höchst wirksam ist und eine Unterscheidung zwischen Gesagtem und Nichtgesagtem mitbedingt (Schnell 2010, Schnell/Schulz 2010).

> In der Qualitativen Forschung gilt es, die Genese von Daten kritisch zu betrachten! Eine empirisch verfahrende Wissenschaft sollte den Zusammenhang zwischen dem, was sich als Gesagtes und Getanes zeigt und dem, was nicht in dieser oder in einer anderen Weise auftritt, im Blick behalten.

Nach dieser Skizze des Grundverständnisses von Wissenschaftstheorie kommen wir nun zur speziellen Problematik der Typik und Typologie.

## Typik

Wenn man sich mit der oder einer *Typik* oder *Typenbildung* befasst und dabei die griechische und auch lateinische Begriffsgeschichte dieser Termini berücksichtigt, dann hat man es mit einer Denkweise zu tun, die die Ausprägung einer Sache, das Hervorstechende eines Geschehens, die zentrale Gestalt oder auch die Hauptbedeutung von etwas, einem Sachverhalt, einer Erscheinung oder einem Ereignis herauspräparieren möchte. Der Begriff des Typus wird ab dem 19. Jahrhundert zu einer Ordnungskategorie in den beschreibenden und klassifizierenden Disziplinen (Botanik, Zoologie, Psychologie etc.; vgl.: Sowa 2004). Ein Typus ist von mehr oder weniger großer Allgemeinheit; er artikuliert sich meist intellektuell und sinnlich zugleich. Alte englische Aristokraten teilen eine bestimmte Geisteshaltung, die man ihnen sofort auch ansieht! Der Soziologe Emile Durkheim spricht von „sozialen Typen" (Durkheim 1984, 165).

## Typen, Typologien und die Typenbildung

Von einem Typus kann streng genommen nur gesprochen werden, wenn auch eine *Typologie* ausgemacht werden kann. Eine Typologie ist, wie das Wort schon anzeigt, der Logos eines Typus, das heißt die besondere Rationalität der als Typus hervorzuhebenden Ausprägung einer Sache. Der Logos eines Typus zeigt an, wie das Merkmalscluster zusammengesetzt ist, nach dem der Typus aufgebaut wird.

| Typus | Logos | Beispiel |
|---|---|---|
| Durchschnittstyp | Akkumulation von Mittelwerten | Otto Normalverbraucher (Konstruktion) |
| Prototyp | Auswahl einer triftigen Repräsentation, die für eine relative Allgemeinheit steht | Mick Jagger als Verkörperung dessen, was ein Rockmusiker ist (reale Person) |
| Idealtyp | Hervorhebung von Eigenschaften, die in einer Vollkommenheit verwirklicht sind | Der Kapitalist, dessen Lebensführung einzig und allein auf Gewinnmaximierung ausgerichtet ist (Konstruktion, die nur in Ausnahmen als gelebte Realität auftreten kann) |

Neben diesen Typen existieren zahlreiche weitere Konzepte, auf die hier nicht eingegangen werden kann. Dazu zählen die im Umkreis einer bestimmten Psychologie entstandenen Konzepte von Archetypen, die wiederum auf Mythologien basieren, welche Grundkonstellationen des Kosmos repräsentieren, die sich in der Seele widerspiegeln (vgl.: Eliade 1958).

Wichtiger als eine vollständige Erfassung von Typen ist vielmehr die Einsicht, dass ein Typus nie das Ganze ist, sondern nur Teile ausweist, die für das Ganze stehen! Typen entstehen durch *Typenbildung*. Typenbildung ist die Durchführung einer Unterscheidung zwischen dem, was dazu gehört und dem, was nicht dazugehören soll. In Anlehnung an die bereits angesprochene Unterscheidung zwischen Relevanz und Irrelevanz können wir hier von der Unterscheidung zwischen Typischem und *Atypischem* sprechen. Gemessen an Mick Jagger ist Boy George ein atypischer Rockmusiker. Vorausgesetzt ist hierbei, dass Mick Jagger als ein bestimmter Typ das Maß der Dinge ist – solange ein gesellschaftlicher Wandel nicht die Bildung neuer Idole begünstigt!


## Typus in den Kultur- und Sozialwissenschaften

Das Instrument des Typus erfreute sich zu Beginn des 20. Jahrhunderts einer großen Beliebtheit innerhalb der Kultur- und Sozialwissenschaften. Seine Verwendung diente dabei dem Versuch, das zentrale Element einer unübersichtlich und vielfältig gewordenen Moderne zu erfassen, zu formen, zu propagieren oder auch nur zu betonen.

Alfred Weber spricht von einem Kulturtypus und bezeichnet damit die prägende Gestalt deutscher Kultur der Kaiserzeit (vgl.: Alfred Weber 1910).

Die moderne Architektur im Umfeld des Bauhauses verstand sich als Formung eines neuen Menschentypus. Besonders die funktionale Küche war gedacht als Maschine zur Festigung menschlicher Bedürfnisse. Die von Marcel Breuer, Ludwig Mies van der Rohe und von Le Corbusier jeweils konzipierten Stühle sind Anleitungen zum richtigen Sitzen und damit zur Erziehung des Menschen (Muscheler 2007, 85ff). Der Typus wird für politische Propaganda benutzt.

Friedrich Kittler diskutiert die Einführung der Schreibmaschine (Typewriter) als Normierung des Schreibens, die die Individualität der Handschrift zugunsten einer massentauglichen Lesbarkeit des Geschriebenen befördert.

Von nachhaltigerer Bedeutung als die kulturwissenschaftliche ist die sozialwissenschaftliche Debatte um den Typus gewesen, die von weltanschaulichen Motiven möglichst abgesehen hat.

In die soziologische Theoriebildung hat Max Weber Begriff und Konzept des *Idealtypus* eingeführt. Ausgehend von der neukantianischen Philosophie verstand Weber darunter ein konstruiertes und formales Schema zur Erfassung der Wirklichkeit im Lichte einer für signifikant angenommenen Eigenschaft empirischer Phänomene (vgl. Mommsen 1974, 225ff). Diese Verwendung des Typus hat einen breiten Niederschlag gefunden, der bis in den westlichen Marxismus geführt hat (vgl. das Konzept des Klassenbewusstseins bei Lukács 1983, 125f).

Anders gelagert ist die Diskussion um den Typus im Ausgang von der Phänomenologie Edmund Husserls verlaufen. Für diesen Diskussionsverlauf war neben Aron Gurwitsch und Kurt Goldstein besonders Alfred Schütz verantwortlich. Schütz, der Husserls Philosophie für die Sozialwissenschaften geöffnet hat, betrachtet den Typus nicht als einen konstruierten Begriff, sondern als Moment der Schematisierung und Strukturierung der Erfahrung. Sinn, so Schütz, entsteht durch eine Auslegung und Interpretation der Erfahrung. Darin ist der Typus ein konstitutives Element (vgl.: Grathoff 1989, 236ff). Im Straßenverkehr erfahre ich den Passanten an der Ampel nicht als konkretes Du, sondern als einen typischen Mit-Menschen, der sich verhält, wie jedermann. Insofern wird das alter Ego in der Mitwelt als Typus erfahren. Selbiges gilt für alle Objekte. „Fido, mein Irish Setter, zeigt die typischen Merkmale aller Hunde und die besonderen der Gattung Irish Setter." (Schütz 1971, 91) Von diesen Merkmalen her ist Fido für jeden vertraut, dem die Merkmale bekannt sind, wohingegen und gemessen daran die Einmaligkeiten und Besonderheiten Fidos atypisch sind. Typisierungen blenden das Besondere eines Gegenstandes aus und erleichtern dadurch Sinnbildungen. Interaktionen müssen nicht ab ovo starten, sondern beginnen bei der Erwartung, dass es die typisierte Erfahrung des Mitmenschen ermöglicht, ihm auch erfolgreich typische Handlungsmotive unterstellen zu können. Der Radfahrer wird an der roten Ampel anhalten, so dass ich meine Vorfahrt durchführen kann.


## Typus in der empirischen Forschung

In der empirischen Forschung, die auf sozialwissenschaftlicher Theoriebildung beruht, findet der Begriff des Typus weitere Verwendung.

Marie Jahoda, Paul F. Lazarsfeld und Hans Zeisel untersuchten in ihrer weltberühmten Studie *Die Arbeitslosen von Marienthal* im Jahre 1933 und damit am Vorabend des Aufstiegs des nationalsozialistischen Staates die Auswirkungen von Langzeitarbeitslosigkeit auf das gesamte Leben der Bevölkerung in der Kleinstadt Marienthal in Niederösterreich. Im Rahmen ihres soziographischen Ansatzes stellten die Forscher die fraglichen Veränderungen anhand der typischer Verhaltensweisen ihrer Probanden heraus (vgl.: Jahoda/Lazarsfeld, Zeisel 1975). Es verändert sich das Verhältnis zu Zeit, Geld, Umwelt und anderen Faktoren. Beschäftigungen, die früher wenige Minuten dauerten (das Wecken der Kinder), kosten den Arbeitslosen eine ganze Stunde. Es zeigt sich der Typus des verlangsamten Zeitverwenders.

In der qualitativen Forschung kommt die Typenbildung innerhalb der Methoden der Datenauswertung vor. Philip Mayrings *Qualitative Inhaltsanalyse* präsentiert die typisierende Strukturierung in klassischer Manier als Instrument zur Hervorhebung markanter Merkmale eines Gegenstandes (arbeitslose Lehrer sehen sich als ‚Opfer' eines Systems; vgl.: Mayring 2010, 98ff). Udo Kuckartz weitet in seiner Fortführung des Ansatzes von Mayring die Möglichkeiten der Typik erheblich aus. Die *typenbildende Inhaltsanalyse* erscheint dabei als eine von drei Basismethoden qualitativer Inhaltsanalyse (vgl.: Kuckartz 2012, 115ff und vor allem Kap. 2 in der vorliegenden Publikation). In ihrem bekannten Methodenklassiker *Vom Einzelfall zum Typus* diskutieren Udo Kelle und Susann Kluge weitere, im deutschsprachigen Raum bekannte, Ansätze einer empirisch begründeten Typenbildung (Kelle/Kluge 2010, 91ff).


## Typus – Erscheinung und Erfahrung

Die breite Diskussion soll nun auf zwei spezielle Konzepte des Typus beschränkt werden. Auf der einen Seite geht es um das Konzept des Typus, der Gegenstände der *Erscheinung* nach ordnet (a), auf der andere Seite steht das Konzept des Typus, der Gegenstände in der *Erfahrung* organisiert (b). Der ersten Auffassung nach ist ein Typus ein Kunstprodukt, das in keiner notwendigen Beziehung zum

Leben steht. Die zweite Auffassung geht demgegenüber davon aus, dass der Mensch im Lebensvollzug zur Typisierung verurteilt ist.

Ad a. Typus als sozialwissenschaftliche Konstruktion ist ein vom Forscher gebildetes Instrument zur Beschreibung der sozialen Welt (Max Weber, Marie Jahoda, Udo Kuckartz).

| Beispiel: der Idealtypus nach Max Weber |
| --- |
| Ein Idealtypus liefert „nicht eine Darstellung des Wirklichen", sondern ein „durch einseitige Steigerung eines oder einiger Gesichtspunkte" gebildetes „einheitliches Gedankengebilde" (Weber 1991, 73). |
| Max Weber hat als Soziologe die Gesellschaften im Licht zahlreicher Idealtypen beschrieben. Eines seiner bekannten Gedankengebilde sind die „drei reinen Typen legitimer Herrschaft" (Weber 1980, 121): die rationale, die traditionale und die charismatische Herrschaft. |
| Die rationale Herrschaft beruht auf der Geltung einer unpersönlichen Ordnung, die charismatische Herrschaft ganz im Gegenteil auf der Vorbildlichkeit und der „außeralltäglichen persönlichen Gnadengabe" (ebd., 822) eines Führers. |
| In der Geschichte von Gesellschaften gibt es kaum je eine Herrschaft, die ganz und gar nur rational oder nur charismatisch oder gar nur traditional ist. Meist finden sich Mischformen. Die nichtempirischen Idealtypen dienen dem Soziologen und dem Historiker als Anhaltspunkte zur Beschreibung einer Gesellschaft und deren Herrschaftsform. |

Ad b. Typus als Organisationsprinzip der menschlichen Erfahrung ist eine sich spontan im Vollzug des Lebens selbst bildende und verändernde Strukturierung, die der Forscher rekonstruiert (Edmund Husserl, Kurt Goldstein, Alfred Schütz).

> Beispiel: der „existential point of view" (Goldstein 1971, 12) nach Kurt Goldstein

> Als Arzt behandelte Goldstein hirnverletzte Patienten, die als Soldaten den 1. Weltkrieg überlebt haben. Goldstein untersuchte den Aufbau der Erfahrungswelt dieser Personen, um darstellen zu können, was einem hirnverletzten Menschen als „normal" gilt.
> Goldstein fordert seinen berühmten Patienten Schneider auf, ein dickes Knäuel bunter Fäden zu entwirren und nach Grundfarben zu sortieren, so dass am Ende der Übung verschiedene Haufen vorhanden sind, jeweils eine Grundfarbe enthaltend.

> Schneider greift einen blassblauen Faden auf und ordnet ihm einen blassgrünen und dann einen blassrosafarbenen Faden zu. Offensichtlich sortiert Schneider die Fäden nicht nach Farben, sondern die Farben nach Blässe und Kräftigkeit, weil diese eine existentielle Bedeutung haben (Merleau-Ponty 1966, 208f).

> Schneider erfährt die Welt im Lichte existentieller Typiken, die von ihm geradezu gelebt werden und eine Normalität ermöglichen. Merleau-Ponty spricht von einer „Typik sämtlicher perzeptiver Entfaltungen und sämtlicher intersensorischer Entsprechungen." (ebd., 377)

## Typik in der Erscheinungsweise

Betrachten wir das erste Konzept näher: Die durch den Forscher vorgenommene Kennzeichnung einer Personengruppe aufgrund einer bestimmten Typik ihrer Erscheinungsweise.

Ein Typus wird durch einen Raum von (mindestens zwei) Merkmalen konstruiert. Dann werden Fälle dem Merkmalsraum zugeordnet, beschrieben und durch Aussagen klassifiziert. Wählt man als Merkmale „Motorisierung" und „Geschlecht", dann lassen sich als Typen bilden: „Autofahrer", „Autofahrerin" „Motorradfahrer", „Motoradfahrerin" usw. Wenn man die Anzahl der Merkmale erhöht (bspw. um „Herkunft", „Beruf" etc.), dann wird der Typus präziser und die Anzahl der Typen nimmt zu („mitteleuropäischer, autofahrender Bäcker", „mitteleuropäische, autofahrende Bäckerin", „südeuropäische ..." etc.). Wenn die Anzahl der Typen zu groß wird, droht eine Unübersichtlichkeit. Die Typen sind zwar jeweils präzise gefasst, aber in der Menge sind es zu viele. In diesem Fall können Typen reduziert werden durch eine Zusammenfassung von Merkmalen (etwa der der Geschlechter: „mitteleuropäisch[e], autofahrend[e], Bäcker[in]", etc.).

Die Typisierung von Gegenständen auf der Basis ihrer Erscheinung wird gewählt, wenn es darum geht, dass ein ordnender Überblick auf die Bestände in einem möglichweise unübersichtlichen sozialen Feld geschaffen werden soll.

---

Um Lücken im Beschäftigungssystem der Nachkriegszeit schließen zu können, traf die Bundesregierung 1961 ein Anwerbeabkommen mit der Türkei. In der Folge kamen bis 1966 1,31 Millionen sog. Gastarbeiter nach Deutschland und das nicht nur aus der Türkei. Dieser ersten Generation folgte eine zweite. Im Jahre 1973 verhängte die Regierung einen sog. Anwerbestopp. Die Arbeitsmarktsituation hatte sich verschlechtert. Statt Deutschland nach getaner Arbeit wieder zu verlassen, begannen zahlreiche ausländische Arbeitnehmer zudem damit, ihre Familien nach Deutschland zu holen. Ehefrau und Kinder der in der Regel männlichen Gastarbeiter standen nicht im Produktionsprozess. Damals hieß es, dass die Gastarbeiterpolitik ihre Ziele verfehlt habe (vgl.: Korte 1987, 112ff).

Damit die Zuwanderung für die politische Steuerung übersichtlich bleiben konnte, bot sich eine Typisierung an:
1. Generation Südosteuropa, männlich (Erntehelfer, Industriearbeiter, Bergleute),
1. Generation Südwesteuropa, männlich/weiblich (Gastronomiehelfer),
1. Generation Südkorea, weiblich (Krankenschwestern).
usw.

---

Leo Tolstoi präsentierte in seinen Roman *Anna Karenina* ein Sittenportrait des vorrevolutionären Russlands im 19. Jahrhundert. Zu diesem Zweck durften die handelnden Personen nicht als unvergleichliche und damit nichtrepräsentative Individuen auftreten, sondern sie mussten als relativ allgemeine Charaktere gefasst werden, die stellvertretend für bestimmte Bevölkerungsgruppen stehen.

Tolstois Ehefrau berichtet von den Vorarbeiten zu *Anna Karenina* ihres Mannes: „Gestern Abend sagte er zu mir, er sehe den Typus einer Frau vor sich, verheiratet, aus höchster Gesellschaft, die aber sich selbst verloren habe. Er sagte, es sei seine Aufgabe, die Frau nur erbarmenswert und nicht schuldig darzustellen, und sobald der diesen Typus vor sich gesehen habe, hätten alle Personen und männlichen Typen, die er schon vorher gesehen hatte, ihren Platz gefunden und sich um diese Frau gruppiert." (Tietze in: Tolstoi 2014, 1269f)

Eine gute Typenbildung liegt immer dann vor, wenn eine Typologie sparsam erfolgt, neue Phänomene sichtbar macht und sich kohärent zu anderen relevanten Typen verhält (vgl.: Kuckartz 2010, 564ff).

Eine Typisierung nach Merkmalen der Erscheinung (vgl. zu diesem Konzept weiterhin Kap. 2 der vorliegenden Publikation) kann triftig sein, auch wenn sie nicht mit dem Selbstverständnis der bezeichneten Personen übereinstimmt. Wenn ein Forscher nun die Situation der sog. Gastarbeiter und ihrer Angehörigen von dem her verstehen will, wie sie, diese Personen, selbst die Welt erleben, dann kann er von der Typik der Erscheinungs- zur Typik der Erfahrungsweise wechseln.

**Typik in der Erfahrungsweise**

Gehen wir nun auf das zweite Konzept ein: die vom Forscher vorgenommene Darstellung der Typik der Erfahrungsweise, in deren Licht eine Person die Wirklichkeit erfährt.

Das Fundament dieser Überlegungen bildet Edmund Husserls These, dass die faktische Welt der Erfahrung typisiert erfahren wird (Husserl 1948, 398f; §83). Wie bereits erwähnt, führt Alfred Schütz diese Bestimmung weiter. Die Welt ist in der natürlichen Einstellung des Alltags Gegenstand einer Auslegung (vgl.: Schütz/Luckmann 1972, 28). Jede Auslegung beruht auf einem Wissensvorrat. Der Wissensvorrat als ordnendes Prinzip der subjektiven Disposition einer Einstellung ist nach Typen organisiert und ermöglicht eine Orientierung in der Welt. Wenn mir etwas auf der Straße entgegenkommt, sehe ich geradezu, dass es ein Mensch, ein Passant ist. Ich kenne ihn nicht, habe ihn vermutlich nie gesehen, aber kann ihn „einordnen". Er ist mir dem Typus nach bekannt. Das reicht mir, um in der Situation zu Recht zu kommen. Selbiges ereignet sich im Vollzug all meiner Erfahrungen (ebd., 29). Insofern wird die Welt typisiert erfahren.

Aufgrund der Differenz von Erfahrungsvorrat und aktueller Erfahrung kann es dazu kommen, dass ich etwas nicht in meinen Wissensvorrat einordnen und erklären kann, da es sich anders als erwartet zeigt. Damit entsteht etwas A-Typisches, das mich zur Neuauslegung meiner Erfahrung und damit zur Modifizierung der Typik meines Wissens im Rahmen der natürlichen Einstellung auffordert (ebd., 33f).

In der Soziologie gibt es zahlreiche Beispiele für die Erforschung und Rekonstruktion dieser Typik. Bourdieus Mitarbeiter legten zufällig und situativ auf der Straße angesprochen Personen Fotos vor uns baten sie um ihre spontanen Stellungnahmen zu jeweils denselben Aufnahmen (vgl.: Bourdieu et al 1983). „Das Foto ist aber ganz schön verwackelt. Man erkennt ja nichts." (Aussage 1)

„Aha, ein abstraktes Foto. Es sieht von einem konkreten Gegenstand ab und zeigt das Fotographische am Foto." (Aussage 2) Die Rezeption der Fotos wird durch bestimmte, häufig und als relevant auftretende Merkmale und Ausprägungen strukturiert. Aufgrund dieser lassen sich verschiedene Geschmackspräferenzen unterscheiden. Aussage 1 verweist auf die Bevorzugung realistischer Darstellungen. Nur Fotos, die ein Abbild der Realität zeigen, werden überhaupt als Fotos anerkannt. Aussage 2 verweist hingegen auf eine Erfahrungsweise, die symbolische Gehalte entziffert.

| |
|---|
| „Man kann erst dann adäquat auf eine entgegengestreckte Hand reagieren, wenn man sie dem Handlungstypus des Grüßens zugeordnet hat." (Kelle/ Kluge 2010, 84) |
| Die Typisierung ist ein Teil des Handelns selbst. |

| |
|---|
| „Aha, ein kubistisches Gemälde. Und sogar ein Feininger!" |
| Die Wahrnehmung erfasst keine bloßen Einzelfälle, sondern sie geht auf Typen (kubistisches Gemälde), die sie dann singularisiert (ein kubistisches Gemälde von Lyonel Feiniger); das gilt auch für die ästhetische Wahrnehmung (vgl.: Arnheim 1988). |

| |
|---|
| „In der Arbeitsmoral des alten Kunsttischlers, dem skrupulöse und einwandfreie Arbeit, Gepflegtes, Ausgefeiltes und Feines alles ist, nicht minder wie in seiner Ästhetik der Arbeit um ihrer selbst willen, die ihn Schönheit an der aufgewendeten Pflege und Geduld messen lässt, steckt alles: sein Weltbild wie seine Art und Weise, mit seinen Finanzen, seiner Zeit und seinem Körper zu wirtschaften, seine Verwendung der Sprache wie seine Kleidervorliebe". (Bourdieu 1984, 283) |
| In der Alltagserfahrung kann sich Typik als ein bestimmter Stil der Wahrnehmung und damit als Habitus zeigen. |

**Typenbildung und die Grenzen des Typus**

Zu Recht interessierten sich Soziologen von Beginn an für die technische Seite der Typenbildung. Man denke nur an Emile Durkheims berühmte Regeln für die Aufstellung sozialer Typen (vgl.: Durkheim 1984, 165ff). Mit Friedrich Nietzsche kann dieser Prozess auch folgendermaßen bezeichnet werden: Typenbildung ist Bildung eines Allgemeinen und damit ein „Gleichsetzen des Nichtgleichen" und ein „Weglassen des Ungleichen" (Nietzsche 1873, 313). Nur Gegenstände, die nicht gleich im Sinne von Selbigkeit sind, können miteinander verglichen werden. Sie sind insofern aber ungleich. „Ein typisches Ahornblatt!" Dieses Ahornblatt ist nicht dasselbe wie jenes Ahornblatt, beide sind in bestimmten Hinsichten ungleich. Gemäß der Logik der Typenbildung werden sie aber als gleich gesetzt, indem das, was zwischen ihnen ungleich ist, weggelassen wird.

> Jonathan Franzen weist am Beispiel von Comics auf den Umstand hin, dass das Weglassen konstitutiv für Sinnbildung sei. „Ein Kreis, zwei Punkte, ein waagerechter Strich" – jeder erkennt „Charlie Brown" an seinem Gesicht. Obwohl ein Gesicht niemals so reduziert ist (vgl.: Franzen 2008, 56f).

Die Tatsache, dass Typenbildung das „Weglassen" als konstitutiven Begleitprozess hat, wird in der Werbung produktiv genutzt, um Marken zu bilden. „Weniger ist mehr" (Ludwig Mies van der Rohe). Das gilt für Markenzeichen, die zugleich als Symbole fungieren (vgl.: Arnheim 1988, 141ff).

| Grenzen des Typus |
| --- |
| Die Typologie greift aus einer gegebenen Ansammlung etwas heraus und lässt anderes weg. **Grenze 1:** Individualität, die Ungleichheit bedeutet, ist durch einen Typus schwer darstellbar! |
| Die Typologie stellt eine Clusterisierung, die zu einer bestimmten Zeit gegeben oder festgelegt wird, heraus. **Grenze 2:** Prozesse und Entwicklungen, die in der Historie verlaufen, sind durch einen Typus schwer darstellbar! |

Gaston Bachelard betont, dass sich die Wissenschaft unter anderem in zwei Richtungen ziehen lassen kann: motiviert durch „den Reiz des Singularen und durch den Reiz des Universalen." (Bachelard 1974, 146) Alle Prozesse der Typisierung distanzieren sich vom Singulären und gehen deutlich in die Richtung des Universalen. Auch die Typik ist das Gegenteil des Singulären. „Die Einzigartigkeit ergibt sich … aus der Vergeblichkeit aller Zuordnungsversuche." (Canguilhem 1979, 62) Die Bildung von Typen zählt zu den Inbegriffen der Zuordnung!

Jede Methode hat Grenzen. Die beiden genannten Grenzen sind die Grenzen der Typenbildung. Sie sind normal und müssen beachtet werden (Kuckartz 2008). Problematisch, in methodischer und auch in ethischer Hinsicht, werden Grenzen der Typik, wenn sie als Stereotypik im Sinne der Sozialpsychologie auftreten.

## Stereotypen

Wenn das Weglassen des Ungleichen dazu führt, dass sich Individualität, Nicht-identität und Differenz einer Sache oder Person auf keine Weise realisieren können, dann sprechen wir von einem *Stereotypen*. Die stereotype Einstellung der Erfahrung vergisst die Rückseite des Weglassens: „Was ist, ist mehr, als es ist." (Adorno 1980, 164) Die vermutlich wichtigste wissenschaftliche Auseinandersetzung mit Stereotypen erfolgte innerhalb der Forschungen über die Einstellung der autoritären Persönlichkeit. Der Begriff *autoritärer Charakter* bezeichnet Persönlichkeitsmerkmale von Menschen, die den Faschismus unterstützt haben. Zu diesen Merkmalen zählen: „mechanische Auslieferung an konventionelle Werte, blinde Unterwerfung unter die Autorität, …, streng stereotypes Denken, ein Hang zum Aberglauben, halb moralistische, halb zynische Abwertung der menschlichen Natur, Projektivität." (Horkheimer 1981, 51)

Eine Arbeitsgruppe um Theodor W. Adorno hat Urteile und Vorurteile untersucht, in deren Licht autoritäre Charaktere die Wirklichkeit erfahren. Demnach nehmen sie diese vor allem in Stereotypen wahr. Die Stereotypen ermöglichen es, Vorurteile bilden und verfestigen zu können. Individuelle Abweichungen und Veränderung von Typiken werden dadurch ignoriert. Stereotypie, Personalisierung und Vorurteilsbildung bestimmen die Einstellung der Erfahrung des autoritären Charakters (vgl.: Adorno 1973, 107f, 188f).

Auch Erich Fromm lieferte unter dem nachträglich verliehenen Titel *Arbeiter und Angestellte am Vorabend des Dritten Reiches* einen Beitrag zur Erforschung „autoritärer Persönlichkeitstypen" (Fromm 1980, 256). Nach dem zweiten Weltkrieg wurden auf der Basis dieser Forschungen die ersten wissenschaftlichen Untersuchung über Neonazis und ihre typischen Vertreter durchgeführt: „Spinner", „Manipulator", „Rebell", „Kraftmeier" (Freyhold 1971, 176). Ab den 80er Jahren etablierte sich ein Zyklus von *SINUS-Studien* zur Messung autoritärer und extremistischer Einstellungen in Deutschland. Der *GMF-Survey* (zur Messung *gruppenbezogener Menschenfeindlichkeit*) erweiterte am Ende der 90er Jahre die diagnostischen Möglichkeiten und rückte dabei von einer auf die Erfassung von Stereotypie konzentrierten Forschung ab.

Festzuhalten bleibt, dass in der Erforschung der Stereotypen beides zum Zug kommt: a. die vom Forscher vorgenommene Darstellung der Typik der *Erfahrungsweise*, in deren Licht eine Person die Wirklichkeit erfährt und b. die durch den Forscher vorgenommene Kennzeichnung einer Personengruppe aufgrund einer bestimmten Typik ihrer *Erscheinungsweise*.

Diesem Sachverhalt entnehmen wir den wissenschaftstheoretischen Hinweis, dass beide Typisierungen, die nach der Erfahrung und die nach der Erscheinung, keine absoluten Gegensätze sein müssen, sondern lediglich graduell verschieden sein können.

## Literatur

Adorno, Th.W. (1973): *Studien zum autoritären Charakter*, Frankfurt/M.

-:(1980): *Negative Dialektik*, Frankfurt/M.

Arnheim, R. (1988): *Anschauliches Denken*, Köln.

Bachelard, G. (1974): *Epistemologie*, Frankfurt/M./ Berlin/Wien.

Böhme, G. (1995): *Atmosphäre*, Frankfurt/M.

Bourdieu, P. (1970): „Strukturalismus und soziologische Wissenschaftstheorie", in: *Soziologie der symbolischen Formen*, Frankfurt/M. 1980.

-:(1983): *Eine illegitime Kunst. Die sozialen Gebrauchsweisen der Photographie*, Frankfurt/M.

-:(1984): *Die feinen Unterschiede. Zur Kritik der gesellschaftlichen Urteilskraft*, Frankfurt/M.

-:(1985): *Sozialer Raum und Klassen. Lecon sur la Lecon*, Frankfurt/M.

-:(1991): *Soziologie als Beruf. Wissenschaftstheoretische Voraussetzungen soziologischer Erkenntnis*, Berlin/New York.

Canguilhem, G. (1979): *Wissenschaftsgeschichte und Epistemologie*, Frankfurt/M.

Durkheim, E. (1984): *Die Regeln der soziologischen Methode*, Frankfurt/M.

Eliade, M. (1958): *Ewige Bilder und Sinnbilder*, Freiburg im Br.

Flick, U. et al. (Hg.) (2003): *Qualitative Forschung*, Reinbek bei Hamburg.

Foucault, M. (1977): *Die Ordnung des Diskurses*, Frankfurt/M./Berlin/Wien.

Franzen, J. (2008): *Die Unruhezone*, Reinbek bei Hamburg.

Freyhold, M.v. (1971): *Autoritarismus und politische Apathie*, Frankfurt/M.

Fromm, E. (1980): *Arbeiter und Angestellte am Vorabend des Dritten Reiches*, München.

Garfinkel, H. (1962): „Das Alltagswissen über soziale und innerhalb sozialer Strukturen", in: Arbeitsgruppe Bielefelder Soziologen (Hg.) (1973): *Alltagswissen, Interaktion und gesellschaftliche Wirklichkeit*, Reinbek bei Hamburg.

Goffman, E. (1961): *Asyle*, Frankfurt/M.

Goldstein, K. (1971): *Selected Papers*, The Hague.

Grathoff, R. (1989): *Milieu und Lebenswelt. Einführung in die phänomenologische Soziologie und die sozialphänomenologische Forschung*, Frankfurt/M.

Horkheimer, M. (1981): *Gesellschaft im Übergang*, Frankfurt/M.

Husserl, E. (1948): *Erfahrung und Urteil*, Hamburg.

Jahoda, M./Lazarsfeld, P.F./Zeisel, H. (1975): *Die Arbeitslosen von Marienthal. Ein soziographischer Versuch*, Frankfurt/M.

Kelle, U./Kluge, S. (2010): *Vom Einzelfall zum Typus*, Wiesbaden.

Korte, H. (1987): *Eine Gesellschaft im Aufbruch. Die Bundesrepublik Deutschland in den sechziger Jahren*, Frankfurt/M.

Kuckartz, U. (2008): „Zwischen Singularität und Allgemeingültigkeit", in: *Kölner Zeitschrift für Soziologie und Sozialpsychologie* (9/2008).

-:(2010): „Typenbildung", in: Mey, G./Mruck, K. (Hg.) (2010): *Handbuch Qualitative Forschung in der Psychologie*, Wiesbaden.

-:(2012): *Qualitative Inhaltsanalyse*, Weinheim und Basel.

Lukács, G. (1983): *Geschichte und Klassenbewußtsein*, Darmstadt/Neuwied.

Mayring, Ph. (2010): *Qualitative Inhaltsanalyse*, Weinheim/Basel.

Merleau-Ponty, M. (1966): *Phänomenologie der Wahrnehmung*, Berlin.

Mommsen, W. (1974): *Max Weber. Gesellschaft, Politik und Geschichte*, Frankfurt/M.

Muscheler, U. (2007): *Haus ohne Augenbrauen. Architekturgeschichten aus dem 20. Jahrhundert*, München.

Nietzsche, F. (1873): „Über Wahrheit und Lüge im aussermoralischen Sinne", in: ders. (1958): *Werke III* (Hg. K. Schlechta), Stuttgart.

Schnell, M.W. (2005): „Entwurf einer Theorie des medizinischen Feldes", in: *Ethik der Interpersonalität*, Hannover, 2005.

-:(2006): „Sprechen – warum und wie?", in: Zegelin, A./Schnell, M.W. (Hg.): *Sprache und Pflege*, Bern.

-:(2009): „Das medizinische Feld und der geistige Raum des Arztes", in: Bedorf, Th./Unterthurner, G. (Hg.): *Zugänge. Ausgänge. Übergänge. Konstitutionsformen des sozialen Raums*, Würzburg.

-:(2010): „Die Wissenschaftstheorie und das implizite Wissen", in: *Erwägen.Wissen.Ethik* (4/2010).

-:(2012): „Ethik der Interpersonalität in der Gesundheitsversorgung", in: *Imago Hominis* (2/2012).

Schnell, M.W./Schulz, Chr. (2010): „Der Experte und das Irrationale", in: *Pflege & Gesellschaft* (1/2010).

Schütz, A. (1971): *Das Problem der Relevanz*, Frankfurt/M.

-:/Luckmann, Th. (1972): *Strukturen der Lebenswelt Bd. 1*, Frankfurt/M.

Sowa, R. (2004): Art. *Typus*, in: *Wörterbuch der phänomenologischen Begriffe*, Hamburg 2004.

Steinke, I. (2000): „Gütekriterien qualitativer Forschung", in: Flick, U. et al. (Hg.) (2003): *Qualitative Forschung*, Reinbek bei Hamburg.

Tolstoi, L. (2014): *Anna Karenina* (Neu übersetzt von Rosemarie Tietze), München.

Weber, A. (1910): „Der Kulturtypus und seine Wandlung", in: Ders. (1927): *Ideen zur Staats- und Kultursoziologie*, Karlsruhe.

Weber, M. (1980): *Wirtschaft und Gesellschaft*, Tübingen.

-:(1991): *Schriften zur Wissenschaftslehre*, Stuttgart.

# Typenbildung und typenbildende Inhaltsanalyse in der empirischen Sozialforschung

*Udo Kuckartz*

## Einleitung: Typisierung in Alltag und Wissenschaft

Der Begriff „Typ" ist ein recht schillernder Begriff, der uns aus dem Alltagsleben geläufig ist, der aber auch in vielen Wissenschaftsdisziplinen eine Rolle spielt. Einen ersten Eindruck über die vielfältige Verwendung des Begriffs „Typ" in der Wissenschaft erhält man bereits, wenn man einen Blick auf die entsprechende Seite der Online-Enzyklopädie Wikipedia wirft. Dort erfährt man unter anderem, dass der Begriff in der mathematischen Logik, in der Informatik, der Linguistik, der Sprachwissenschaft, der Philosophie und vielen anderen Disziplinen von der Archäologie bis zur Verbraucherforschung Verwendung findet und dort jeweils spezifische Bedeutungen besitzt, welche häufig nur innerhalb der jeweiligen Disziplingrenzen bekannt sind; so etwa, wenn man in der Informatik unter Typ „eine Zusammenfassung von Objektmengen mit den darauf definierten Operationen" versteht oder wenn „Typ" in der Fahrzeugtechnik „die Urform (Muster) einer Baureihe oder Modell"[1] bedeutet.

Im Alltagsleben sprechen wir häufig davon, etwas sei *typisch* (z.B. typisch deutsch, typisch Jurist, typisch Mann, typisch Tante Gisela, typisch Lehrer etc.). In diesen Beispielen ist die Bedeutung von „typisch" dem Adjektiv „charakteristisch" sehr ähnlich. Häufig benutzen wir den Begriff „Typ" auch als Substantiv: „Das ist vielleicht ein Typ" oder „Er ist eher der sentimentale Typ" oder „Die beiden sind ganz gegensätzliche Typen". Im Kontext der Verwendung von Typisierungen im Alltagsleben ist die Position der phänomenologischen Soziologie, namentlich von Alfred Schütz, von großem Interesse. Kernpunkt der phänomenologischen Sichtweise des menschlichen Handelns in der Lebenswelt ist die Orientierung des Einzelnen, des *Ego*, an (wechselseitigen) typisierten Erwartungen. Nur sehr selten begegnen wir anderen Menschen in unserem Alltagsleben als einzigartigen und sehr spezifischen Wesen; in der Regel begreifen wir sie als Vertreter typisierter Rollen. Wir fangen nicht bei Null an, sondern agieren in

---

1    Wikipedia, Stichwort „Typ", Zugriff 8.4.2015

einer Welt etablierter Typisierungen: Wir geraten beispielsweise in eine nächtliche Polizeikontrolle, stoppen das Auto und begegnen einem Menschen in seiner Rolle als typischem Polizist oder fragen am Informationsstand in einem Kaufhaus nach der Spielwarenabteilung und erwarten die freundliche Antwort der dort sitzenden Person in ihrer Rolle als typische Kaufhaus-Angestellte am Info-Counter. Für die Kommunikation ist es gänzlich unwichtig, warum ich hier und jetzt in die Spielwarenabteilung will, aus welchen Gründen die Auskunft gebende Person in diesem Kaufhaus arbeitet und mit welcher Motivation sie diesen Job angenommen hat. Das Alltagswissen des Einzelnen von der Welt ist, so Schütz, „ein System ihrer typischen Aspekte „ (Schütz, 1972, S. 8), die Umwelt wird nicht „als eine Anordnung diskreter, einmaliger Gegenstände, die in Raum und Zeit verteilt sind, erfahren, sondern als ‚Berge‘, ‚Bäume‘, ‚Tiere‘, ‚Mitmenschen‘„ (ebd., S. 8 f.).

Typisierungen sowie das Denken und Handeln in Typenbegriffen, sind – so die anthropologischen Grundannahmen der phänomenologischen Soziologie – aus der menschlichen Kommunikation nicht wegzudenken. Umso wichtiger ist es für die empirische Forschung, Methoden zu entwickeln, wie man Typiken erkennt und aus dem erhobenen Datenmaterial Typisierungen konstruiert und Typologien bildet. Soweit zur Typenbildung im Alltagsleben, einer Basistechnik, die wir immer und überall praktizieren und die deshalb auch weder gut noch schlecht sein kann, die aber von wissenschaftlicher Typenbildung zu unterscheiden ist.

## Typenbildung in der empirischen Sozialforschung

Typenbildung besitzt als wissenschaftliche Methode in den Sozialwissenschaften und in der empirischen Sozialforschung eine lange Tradition und wird keineswegs nur von den Vertreter/innen einer phänomenologischen Soziologie praktiziert: Die Anfänge der Typenbildung in den Sozialwissenschaften datieren zu Beginn des letzten Jahrhunderts. Zahlreiche Klassiker wie Georg Simmel, Max Weber, Alfred Schütz, Carl G. Jung, Wilhelm Dilthey, Carl G. Hempel, Paul Oppenheim und Wilhelm Wundt haben mit Typenbegriffen gearbeitet, und auch in klassischen Forschungstraditionen wie den Studien der Chicago-School der amerikanischen Soziologie im ersten Drittel des 20. Jahrhunderts finden sich Elemente von Typenbildung. Eine große Rolle spielte das Denken in Typenbegriffen in der sozialpsychologischen Forschung der 1930er Jahre; weitgehend bekannt ist bspw. die Studie „Die Arbeitslosen von Marienthal“, die zu Beginn der 1930er Jahre unter der Leitung der Wiener Sozialpsychologen Paul Lazarsfeld und Marie Jahoda durchgeführt wurde. In dieser Studie, die auch als eine frühe Form von Mixed-Methods-Forschung begriffen werden kann, erstellten die

Forscher basierend auf vielfältigen Datenerhebungen – Beobachtung, Einzelgespräche, Zeitverwendungsbögen und anderem mehr (vgl. Jahoda, Lazarsfeld & Zeisel 1975: 64ff.) – für die von ihnen untersuchten einhundert Familien ausführliche Familienbeschreibungen. Diese Fallbeschreibungen enthielten unter anderem die biographischen Hintergründe der Ehepartner, die derzeitigen Lebensumstände, die Basisorientierungen, die politischen Einstellungen und die Vorstellungen der Familien von der Zukunft. Mit Hilfe von Fallvergleichen und Fallkontrastierungen der nach diesen Kriterien charakterisierten „Fälle" identifizierte die Forschergruppe vier verschiedene Arten der Verarbeitung von Arbeitslosigkeit, die sie als „Haltungstypen" bezeichneten, und zwar „die Resignierten", „die Ungebrochenen", „die Verzweifelten" und „die Apathischen".

Die Vielfältigkeit des Datenmaterials und die Multiperspektivität der unterschiedlichen Erhebungsformen wurden hier also zu vier Grundhaltungen verdichtet. Diese wurden einerseits datenbasiert sehr detaillliert beschrieben, andererseits wurden ihre charakteristischen Merkmale explizit angegeben, wie der folgende Auszug der Beschreibung der Grundhaltung der „Resignierten" erkennen lässt:

> *„Greifen wir aus dieser Schilderung schlagwortartig die Kriterien heraus, die uns veranlassen, eine Familie als resigniert zu bezeichnen, so ergibt sich: keine Pläne, keine Beziehung zur Zukunft, keine Hoffnungen, maximale Einschränkung aller Bedürfnisse, die über die Haushaltsführung hinausgehen, dabei Aufrechterhaltung des Haushaltes, Pflege der Kinder und bei alledem ein Gefühl relativen Wohlbefindens." (Jahoda u.a., 1975, S.70)*

*Definitionen*

Das obige kurze Zitat aus der Marienthal-Studie macht deutlich, dass zu einem bestimmten Typ, hier zu den „Resignierten", eine bestimmte charakteristische Konstellation von Merkmalen gehört. Ein Typ ist, so eine einschlägige Definition von Edward Tiryakian **(1968, S.178)** „als eine Kombination von Merkmalen (Attributen) definiert". Etwas umfänglicher ist die folgende Definition von „Typologie" nach Kenneth D. Bailey **(1990, S.1):**

> *„Eine Typologie ist eine multidimensionale Klassifikation, die durch Kombination aller möglichen Kategorien von zwei oder mehr Kategorien gebildet wird. Die einzelne Zelle einer solchen Typologie wird als Typ bezeichnet."*

Weitere Aspekte finden sich in der Definition von Susann Kluge **(2000: 1):**

> *„Grundsätzlich handelt es sich bei jeder Typologie um das Ergebnis eines Gruppierungsprozesses, bei dem ein Objektbereich anhand eines oder mehrerer Merkmale in*

*Gruppen bzw. Typen eingeteilt wird (...), so dass sich die Elemente innerhalb eines Typus möglichst ähnlich sind (interne Homogenität auf der „Ebene des Typus") und sich die Typen voneinander möglichst stark unterscheiden (externe Heterogenität auf der „Ebene der Typologie"). Mit dem Begriff Typus werden die gebildeten Teil- oder Untergruppen bezeichnet, die gemeinsame Eigenschaften aufweisen und anhand der spezifischen Konstellation dieser Eigenschaften beschrieben und charakterisiert werden können."*

### Differenzperspektive

Bei den Definitionen von Bailey und Kluge ist der Schritt vom Singular in den Plural bedeutsam, d.h. wenn ein bestimmter Gegenstandsbereich betrachtet wird und eine Typenbildung vorgenommen wird, so impliziert der Denkstil von Typenbildung, dass immer mehrere – zumindest zwei Typen – existieren. Dies wird auch sofort anhand der soeben dargestellten Beschreibung des Typs „Die Resignierten" deutlich. Dort werden als Merkmale dieses Typs genannt:

- keine Pläne
- keine Beziehung zur Zukunft
- keine Hoffnungen etc.

Es ist denkbar und zumindest nicht unmöglich, dass es Familien in der gleichen Lebenslage gibt, die aber dennoch nicht ohne Hoffnung sind, vielleicht Pläne schmieden und eine Beziehung zur Zukunft besitzen. Dieser Haltungstyp würde dann vielleicht als der Typ „Sich nicht unterkriegen lassen" oder auch als „Die Hoffnungsvollen" bezeichnet. Der in den Definitionen vollzogene Schritt von der Einzahl (Typ) in die Mehrzahl (mehrere Typen bilden eine Typologie) ist insofern von besonderer Bedeutung, als dass Typenbildung in der empirischen Sozialforschung immer mit einer *Differenzperspektive* verbunden ist – und dies sowohl dann, wenn die Typenbildung im Rahmen qualitativer als auch, wenn sie im Rahmen von quantitativer Sozialforschung stattfindet. Wenn Typenbildung mit Hilfe von quantitativ-statistischen Methoden vorgenommen wird, stellt diese Differenzperspektive einen entscheidenden Unterschied zum Mainstream der auf Mittelwert und Standardabweichung basierenden statistischen Verfahren dar, etwa zur multiplen Regression, zur Korrelations- und Varianzanalyse. Bei diesen Verfahren ist die Perspektive der Analyse immer auf das Zentrum einer Verteilung, d.h. den Mittelwert, fokussiert und nicht auf Differenzen. Es lässt sich deshalb auch davon sprechen, dass mit dem Konzept Typenbildung quasi eine „Differenzbrille" aufgesetzt wird.

*Merkmalsraum*

Typenbildung, auch dies wird am Beispiel der historischen Marienthalstudie deutlich, basiert immer auf Merkmalen. Auch dann, wenn die Merkmale, die eine Typologie konstituieren in einer Studie bzw. einem Forschungsbericht nicht explizit dargestellt werden, lassen sie sich im Nachhinein aus der Beschreibung der Typologie erschließen. Allen Barton und Paul Lazarsfeld, der nicht nur die Marienthalstudie geleitet hat, sondern sich nach seiner Emigration in die USA intensiv mit Fragen qualitativer und quantitativer Methodologie beschäftigt hat, bezeichnen dieses ex-post Erschließen von Merkmalen als *Substruktion*. Barton und Lazarsfeld sprechen allerdings nicht mehr von Merkmalen, sondern sie benutzen den Begriff „Merkmalsraum" bzw. „property space". Dieser Begriff geht ursprünglich auf die Arbeit „Der Typusbegriff im Lichte der neuen Logik" (1930) von den deutschen Wissenschaftsphilosophen Carl Gustav Hempel und Paul Oppenheim zurück, die den Begriff folgendermaßen definierten: Ein Merkmalsraum besteht aus mehreren Merkmalen und ihren Ausprägungen. In diesem Raum werden Objekte identifiziert und Gruppen gebildet.

Zu einer Typenbildung im Rahmen eines empirischen Forschungsprojektes gehört, dass der Merkmalsraum definiert wird, bevor die Typenbildung stattfindet. Häufig ist es allerdings so, dass mit dem Ziel, das Datenmaterial zu überschauen und zu systematisieren, eine Typologie mehr oder weniger intuitiv gebildet wird. Substruktion stellt dann quasi die Umkehrung des üblichen Vorgehens bei der Typenbildung dar: Für eine intuitiv gebildete Typologie oder eine in der Forschungsliteratur bereits existierende Typologie werden *im Nachhinein* die zugrunde liegenden Merkmale ermittelt. Dabei mag dann auch auffallen, dass bestimmte Merkmalskombinationen in der Typologie überhaupt nicht berücksichtigt sind. Allein die Feststellung eines solchen „blinden Flecks" kann schon einen Erkenntniswert besitzen, der Anregungen für die Datenanalyse oder die Forschung in diesem Bereich liefern. Hierzu ein Beispiel: In einem Projekt der sozialwissenschaftlichen Umweltforschung findet man einen Typ „Konsequente Umweltschützer", deren Mitglieder ein hohes Umweltbewusstsein besitzen und sich auch umweltgerecht verhalten. Weiterhin findet man einen Typ der „Umweltignoranten", quasi den Gegentyp hierzu, d.h. Personen, die nicht umweltbewusst sind und sich auch nicht umweltgerecht verhalten, sowie einen dritten Typ, welcher ein hohes Umweltbewusstsein besitzt, aber kein dazu passendes Verhalten zeigt, also bspw. viele Flugreisen unternimmt oder einen viel verbrauchende Geländewagen fährt. Eine aus diesen drei Typen bestehende Typologie erscheint auf den ersten Blick sehr plausibel; mittels Substruktion würde man aber ermitteln, dass die vierte denkbare Merkmalskombination von umweltgerechtem Verhalten und geringem Umweltbewusstsein in der gebildeten Typologie gar nicht vorkommt; nämlich die Kombination aus umweltgerechtem Verhalten und geringem Umweltbewusstsein.

Auf dieses Beispiel werde ich später zurückkommen, hier ist vor allem wichtig, dass sich durch Substruktion, durch Rekonstruktion des Merkmalsraums, neue Fragen und neue Perspektiven ergeben können. In jedem Fall ist es für wissenschaftliche Zwecke unerlässlich, dass der Merkmalsraum spezifiziert wird, entweder vor der Typenbildung oder durch Substruktion im Anschluss an eine primär intuitiv vorgenommene Typenbildung. An dieser Stelle soll dem falschen Eindruck entgegengewirkt werden, in diesem Beitrag werde eine intuitiv vorgenommene Typenbildung abgewertet oder kritisiert. Das ist nicht der Fall. In diesem Kontext sei an die eingangs dargelegte Position von Alfred Schütz und der phänomenologischen Soziologie erinnert, derzufolge die Bildung von Typen Kernbestandteil unseres Alltagslebens ist, also quasi ganz natürlich geschieht. Hier gibt es also nichts zu kritisieren, allerdings muss betont werden, dass man im Rahmen methodisch kontrollierter sozialwissenschaftlicher Forschung nicht dabei stehenbleiben sollte, sondern dass die intuitiven Typen nur ein Ausgangspunkt für die weitere Analyse sind, und es zwingend erforderlich ist, den Merkmalsraum genauer zu spezifizieren.

*Tradition der Typenbildung bei Max Weber*

Wenn in den Sozialwissenschaften von Typenbildung gesprochen wird, so fällt unweigerlich der Name Max Weber und in diesem Kontext assoziiert man mehr oder wenige sofort den Begriff „Idealtyp". Es würde den Rahmen dieses Beitrags sprengen, auf die Verwendungsweisen des Typenbegriffs in Max Webers historischer und empirischer Forschung einzugehen. Ich habe das anderer Stelle in einem Aufsatz „Ideal types or empirical types: The cases of Max Weber's empirical research" (Kuckartz 1991) ausführlich getan. An dieser Stelle soll nur in aller Kürze der Unterschied zwischen Idealtypen und Realtypen (empirischen Typen) erläutert werden. Der Idealtyp ist, so Weber, ein *reiner* Typ, der in dieser Form in der Wirklichkeit nur selten oder gar nicht vorkommt. Idealtypen werden gebildet „durch einseitige Steigerung eines oder einiger Gesichtspunkte und durch Zusammenschluss einer Fülle von diffus und diskret, hier mehr, dort weniger, stellenweise gar nicht, vorhandenen Einzelerscheinungen, die sich jenen einseitig herausgehobenen Gesichtspunkten fügen, zu einem einheitlichen Gesamtgebilde" (Weber, 1973, S. 191). Der Idealtyp ist also kein gänzlich unempirisches, reines Gedankengebäude, denn er wird aus dem empirischen Material komponiert. Er soll nicht nur den Regeln der Logik entsprechen, sondern auch den empirischen Gegebenheiten des Forschungsgegenstands.

Weber hat das analytische Werkzeug *Idealtyp* primär im Rahmen seiner historischen Forschungen entwickelt. Historische Forschung unterscheidet sich von sozialwissenschaftlicher Forschung durch ihre sehr kleinen Fallzahlen und dadurch, dass es überwiegend singuläre Vorgänge sind, die analysiert werden: Es gibt nur *einen* historischen Industrialisierungsprozess in Deutschland und ebensolche Prozesse in Frankreich, Italien und anderen Ländern. Webers Bestreben war es nun, durch seine Analysen idealtypische Abläufe solcher Prozesse zu identifizieren, also Abläufe, von denen quasi die Besonderheiten einzelner Länder *subtrahiert* wurden. Bei sozialwissenschaftlichen Forschungsfragen verhält es sich aber in puncto Stichprobengröße anders: Es existieren Hunderte, ja Tausende von Familien, die von Arbeitslosigkeit bedroht sind. Will man eine Typologie der Bewältigungsformen bilden, so kann man empirisch gewissermaßen aus dem Vollen schöpfen und empiriebasiert *Realtypen* bilden. Dies ist übrigens auch genau die Vorgehensweise, die Weber selbst bei seinen sozialwissenschaftlichen Forschungen zur sozialen Frage im Rahmen der Enqueten des Vereins für Sozialpolitik angewandt hat.

Wichtig im Rahmen der Weberschen Methodologie, mit der er Verstehen des subjektiven Sinns und kausale Analyse miteinander zu verbinden suchte, sind ferner die Begriffe „Kausaladäquanz" und „Sinnadäquanz". Von „Kausaladäquanz" spricht Weber dann, wenn die im Idealtyp konstruierten Eigenschaften und Beziehungen auch tatsächlich mit hinreichender Wahrscheinlichkeit in der Realität auftreten, d.h. wenn sie kausale Erklärungskraft besitzen. Der Begriff „Sinnadäquanz" bezieht sich auf die qualitative Seite seiner Methodik: Zwischen den Eigenschaften eines Idealtyps sollen möglichst „verständliche Beziehungen" bestehen. Was dies bedeutet, lässt sich am Beispiel des Ergebnisses einer statistischen Faktorenanalyse verdeutlichen: Variablen, die eine sehr hohe Ladung auf demselben Faktor aufweisen, stehen in einem signifikanten statistischen Zusammenhang. Für die sozialwissenschaftliche Analyse ist es aber erforderlich, dass die Beziehung als sinnvoll interpretiert werden kann, d.h. es nachvollziehbar ist, dass ein subjektiv gemeinter Sinn mit diesen Beziehungen einhergeht.

Soviel an dieser Stelle über die Webersche Methodenlehre und die Begriffe Idealtyp, Realtyp, Kausaladäquanz und Sinnadäquanz. Es kursieren im Feld der Sozialwissenschaften noch weitere Typenbegriffe wie bspw. Durchschnittstyp, Exremtyp, natürlicher Typ, monothetischer Typ, polythetischer Typ etc. Auf einige dieser Begriffe wird weiter unten noch näher eingegangen.

## Wann und warum ist Typenbildung sinnvoll?

Warum sollte man überhaupt Typen bilden? Zunächst einmal – und das gilt für qualitative Sozialforschung in gleicher Weise wie für die quantitative – zeichnet sich Typenbildung durch eine *fallorientierte Herangehensweise* aus. Es werden nicht primär Variablen oder allgemeiner gesagt Merkmale und Attribute miteinander verglichen, sondern es sind *Fälle,* zumeist Personen, die miteinander verglichen und kontrastiert werden und dann methodisch kontrolliert zu Typen gruppiert werden. Insbesondere für die quantitative Forschung ist es bedeutsam zu betonen, dass die gewählte Differenzperspektive sich stark von der üblichen variablenorientierten Perspektive unterscheidet. Innerhalb der qualitativen Forschung ist man ohnehin stärker auf den Fall und auf Diversität orientiert, sodass die Differenzperspektive für viele qualitative Methoden charakteristisch ist und kein Alleinstellungsmerkmal von Typenbildung darstellt.

Die folgende Abbildung einer sogenannten Profilmatrix (Themenmatrix) soll die unterschiedlichen Perspektiven verdeutlichen, die sich bei der Analyse einer empirischen Studie unterscheiden lassen. In den Zeilen sind die *Fälle* und in den Spalten die *Merkmale* bzw. die *Themen* dargestellt. Bei einer Interviewstudie sind die *Fälle* also die interviewten Personen. In der Marienthal-Studie wurden die Familien als Fälle definiert. In den Spalten der Matrix befinden sich die Merkmale, d.h. bei einer quantitativen Studie sind dies die Variablen und bei einer qualitativen Studie beispielsweise die Äußerungen der Forschungsteilnehmenden zu bestimmten Themen.

|          | Thema A | Thema B | Thema C | |
|----------|---------|---------|---------|---|
| Person 1 | Textstellen von Person 1 zu Thema A | Textstellen von Person 1 zu Thema B | Textstellen von Person 1 zu Thema C | ⇨ Fallzusammenfassung Person 1 |
| Person 2 | Textstellen von Person 2 zu Thema A | Textstellen von Person 2 zu Thema B | Textstellen von Person 2 zu Thema C | ⇨ Fallzusammenfassung Person 2 |
| Person 3 | Textstellen von Person 3 zu Thema A | Textstellen von Person 3 zu Thema B | Textstellen von Person 3 zu Thema C | ⇨ Fallzusammenfassung Person 3 |
| | Kategorienbasierte Auswertung zu | | | |
| | ⇩ | ⇩ | ⇩ | |
| | Thema A | Thema B | Thema C | |

*Abbildung 1:*    Das Modell einer Profilmatrix, hier als Themenmatrix einer qualitativen Studie

Variablenorientierung bzw. Merkmalsorientierung bedeutet – auf diese Profilmatrix bezogen – eine vertikale Blickrichtung, d.h. der analytische Blick ist auf eine oder mehrere Spalten gerichtet. Bei einer *quantitativen Analyse* mit statistischen Auswertungsverfahren heißt dies im ersten Schritt, dass für die einzelne Spalte univariate deskriptive Statistiken berechnet werden, also eine Häufigkeitstabelle mit absoluten und relativen Häufigkeiten einschließlich der Berechnung von Maßen der zentralen Tendenz und der Streuung.

Mit Hilfe von bivariaten Statistiken wird im nächsten Schritt einer quantitativen Analyse der Zusammenhang zwischen je zwei Spalten betrachtet und es werden beispielsweise entsprechende Korrelationskoeffizienten berechnet. Im weiteren Fortgang des Analyseprozesses lassen sich mittels multivariater Analyseverfahren die Beziehungen zwischen mehr als zwei Spalten untersuchen; dazu werden Berechnungen bspw. in Form von multiplen Regressionen oder kausalen Modellen mit Parametern und Koeffizienten vorgenommen. Die entsprechenden Visualisierungen solcher Zusammenhänge beinhalten die beteiligten Variablen.

Bei qualitativen Daten verläuft die spaltenbezogene Analyse der Profilmatrix im Prinzip ähnlich, firmiert aber natürlich unter anderen Bezeichnungen. Der Blick in einzelne Spalten entspricht einer kategorienbasierten Analyse, d.h. es werden bspw. die Äußerungen zu einem bestimmten Thema ausgewertet. Blickt man gleichzeitig in zwei ausgewählte Spalten, so untersucht man den Zusammenhang zwischen zwei Kategorien und wenn mehr als zwei Spalten betrachtet werden, spricht man von der Analyse komplexer Zusammenhänge. Auch im Fall der qualitativen Analyse lassen sich entsprechende visuelle Darstellungen der Beziehungen zwischen den verschiedenen Kategorien und Konzepten anfertigen, z.B. in Form von Concept-Maps.

*Fallorientierung* bedeutet nun, dass der Blick nicht auf die Spalten, sondern auf die Zeilen gerichtet ist, also quasi um 90 Grad gedreht wird. Wird nur eine Zeile der Profilmatrix betrachtet, so hat man nur einen Fall (eine Person) im Blick; diese entspricht einer Fallbeschreibung oder einem Case Summary. Solche Fallbeschreibungen kommen faktisch nur in der qualitativen Forschung vor, wenngleich es natürlich prinzipiell möglich ist, auch für eine bestimmte Person aus einem großen Survey eine solche Beschreibung zu erstellen; dies wird aber äußerst selten praktiziert. Werden gleichzeitig zwei Zeilen betrachtet, so spricht man in der qualitativen Forschung von Fallvergleich und Fallkontrastierung, in der quantitativen Forschung lässt sich ein Ähnlichkeits- oder Distanzmaß berechnen. Werden mehr als zwei Zeilen, auf ihren Merkmalen basierend, zu Gruppen zusammengefasst, so lässt sich von Typenbildung sprechen. In der quantitativen Forschung können hierzu bestimmte clusteranalytische Verfahren eingesetzt werden.

Wann ist Typenbildung sinnvoll? Oder verhält es sich so, dass Typenbildung immer sinnvoll ist? Für den Bereich der quantitativen Forschung hat Johann Bacher in seinem Buch über die Clusteranalyse unterschiedliche Datenkonstellationen hinsichtlich der Angemessenheit eines gruppierenden Verfahrens betrachtet. Angelehnt an seine Unterscheidungen lassen sich die in Abbildung 2 dargestellten Situationen unterscheiden (vgl. Bacher, 1994, S.10), die sehr gut die Funktion von Typenbildung visualisieren. Jeder Punkt in den Darstellungen symbolisiert jeweils einen Fall eines Samples.

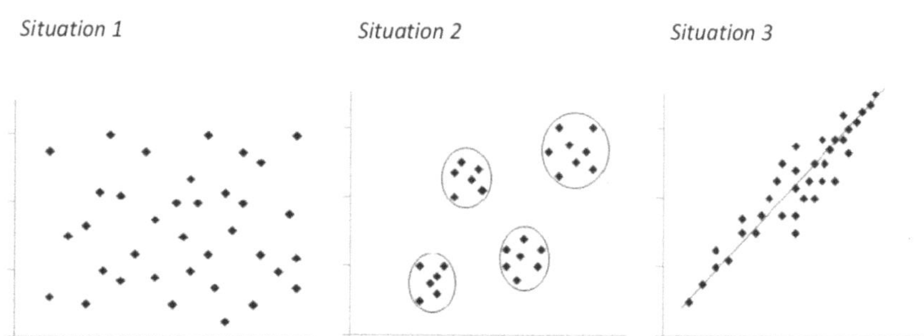


*Abbildung 2:*   Angemessenheit von Typenbildung bei verschiedenen
Datenkonstellationen

In Situation 1 lässt sich keinerlei Muster erkennen. Hier sind es lauter Einzelfälle, die sich mehr oder weniger zufällig im Merkmalsraum verteilen. Typenbildung ist hier offenkundig den Daten nicht angemessen. In Situation 2 lassen sich vier klar umgrenzte Gruppen identifizieren, hier ist Typenbildung sehr sinnvoll und den Daten angemessen. In Situation 3 folgen die Daten einem eindeutigen Muster, und zwar besteht hier offensichtlich ein linearer Zusammenhang, der Je-Desto-Aussagen nahe legt. Typenbildung ist hier zwar möglich – unschwer ließen sich bspw. drei Gruppen unterscheiden – aber sie ist doch nicht das optimale Modell für diese Datenkonstellation, denn die Grenzen zwischen den Typen sind nicht so klar und eindeutig zu ziehen, wie dies bei der zweiten Situation möglich ist.

Es gibt also, wie Abbildung 2 verdeutlicht, Situationen mit Datenkonstellationen, in denen Typenbildung sehr gut und weniger gut geeignet ist, ja es gibt sogar Situationen in denen Typenbildung nicht die richtige Analysestrategie darstellt und zu Artefakten führen kann, welche die Forschung nicht weiter bringen. Wird eine Typenbildung ins Auge gefasst, sollte man sich also immer fragen, ob Grund zu der Annahme besteht, dass tatsächlich eine Situation vorliegt, die der Datenkonstellation der Situation 2 in der obigen Grafik entspricht. Dies gilt auch für die Frage der Angemessenheit von Typenbildung in der qualitativen Forschung.

Warum soll man Typenbildung betreiben und – nun soll die Frage noch spezifiziert werden – warum sollte man sie im Rahmen qualitativer Forschung betreiben? Fakt ist, dass die Charakteristika qualitativer Sozialforschung wie Fallorientierung, Berücksichtigung der subjektiven Seite und Fokussierung von persönlichen Motiven, subjektiven Wahrnehmungen und biographischen Aspekten von vornherein eine stärkere Ausrichtung in Richtung Differenzperspektive besitzen, wie sie auch für die Typenbildung charakteristisch ist. Qualitative Sozialforschung zielt allerdings nicht primär auf das Verständnis des Einzelfalls, sondern auch hier ist das Ziel der Forschung das Erkennen von Regelmäßigkeiten, d.h. es wird Verallgemeinerung angestrebt und der einzelne Forschungsteilnehmende interessiert vorrangig als „Fall von …" und nicht in seiner einzigartigen Individualität.

In der quantitativen Forschung wird das Verallgemeinerungsproblem recht einfach und elegant gelöst: Im Idealfall arbeitet man mit einer Zufallsstichprobe und mit Verteilungsananahmen (bspw. Normalverteilung, Binomialverteilung etc.), die für die erhobenen Daten Schlüsse auf Zusammenhänge in der Grundgesamtheit zulassen. In der qualitativen Forschung befindet man sich aufgrund der üblicherweise wesentlich kleineren Stichprobe, bei der es sich meist um eine bewusste und keine zufällige Auswahl handelt, in einer weitaus ungünstigeren Situation, was Verallgemeinerungen anbetrifft. In einer solchen Situation stellt Typenbildung ein attraktives Konzept dar, denn diese lässt sich auch als der qualitativen Forschung angemessene Strategie der Verallgemeinerung begreifen. Typenbildung basiert darauf, Ähnlichkeiten zwischen Individuen (Fällen) zu analysieren und diese Fälle entsprechend zu gruppieren, wodurch der Charakter des Singulären zugunsten des Allgemeinen zurückgedrängt wird. Das Ziel der Verallgemeinerung der Resultate qualitativer Forschung ist also ein sehr wichtiges Motiv für Typenbildung.

Das zweite wichtige Motiv für Typenbildung ist, dass diese sich sehr gut zur Vorbereitung von Interventionsmaßnahmen und Programmen eignet. Dies gilt insbesondere für solche Wissenschaftsdisziplinen, die eine praktische Ausrichtung besitzen, wie etwa für die Erziehungswissenschaft, für Marketing, Soziale Arbeit und Public Health. Man unterscheidet bspw. bestimmte Lerntypen und konzipiert auf dieser Grundlage bestimmte Lernprogramme. Ähnliches geschieht in der Sozialen Arbeit oder in der Bildungsarbeit, wo man etwa in der Weiterbildung bestimmte Zielgruppen identifiziert und hierauf ausgerichtete zielgruppenspezifische Interventionsprogramme konzipiert und realisiert. Im Grunde handelt es sich bei Zielgruppen häufig um Konstrukte, die den Typen einer gebildeten

Typologie sehr ähnlich sind: Sie werden durch Merkmale beschrieben, man kann sie gegeneinander abgrenzen und gezielt für die eigenen Ziele ansprechen.

## Prinzipien und grundlegender Ablauf von Typenbildung

Die Verfahren empirischer Typenbildung – gleichgültig ob qualitativ oder quantitativ – weisen fünf Hauptphasen auf, die in der folgenden Abbildung dargestellt sind (vgl. Kuckartz 2014, S. 120)

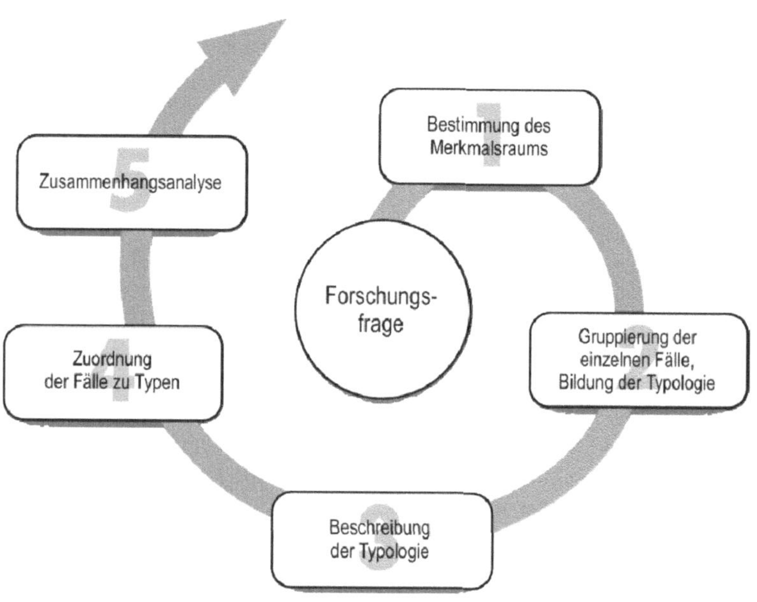


*Abbildung 3:*    Ablauf empirischer Typenbildung

Am Anfang steht immer die Definition des Merkmalsraums, an die sich die Bildung der Typologie anschließt, bei der durchaus experimentell vorgegangen werden kann, d.h. es werden verschiedene Varianten von Typologien ausprobiert und miteinander verglichen. Die Typologie für die man sich letzten Endes entscheidet, wird in der dritten Phase der Analyse ausführlich beschrieben und es werden alle untersuchten Fälle einem Typ zugeordnet. Die fünfte Phase besteht darin, Zusammenhänge zu anderen Merkmalen, die nicht in die Typenbildung einbezogen wurden, zu untersuchen.

Folgende Kernpunkte charakterisieren die empirische Typenbildung:

- Es können alle Arten von Elementen gruppiert werden, z.B. Individuen, Gruppen, Institutionen, Familien etc. In den meisten Fällen werden Personen gruppiert.
- Typen sind immer Resultat eines Gruppierungsprozesses.
- Die gebildeten Typen sollen intern möglichst homogen und extern möglichst heterogen sein.
- Jedes Element (Individuum) gehört nur einem Typ an.
- Eine Typologie sollte aus aufeinander bezogenen Typen so gebildet werden, dass diese ein verständliches Gebilde, d.h. eine Gestalt, ergeben.

Es lassen sich drei Hauptformen der Typenbildung (Phase 2) unterscheiden, die eine zunehmende Komplexität aufweisen (vgl. Kuckartz, 2014, S. 119-124).

1. Einfache Typenbildung mit wenigen Merkmalen und relativ wenigen Ausprägungen.
2. Typenbildung durch Reduktion und Zusammenfassung.
3. Bildung nicht-merkmalshomogener Typen („polythetische Typen") durch intellektuelle Gruppierung oder mit Hilfe eines statistischen Verfahrens wie der Clusteranalyse.

Bei der *einfachen Typenbildung* besitzen alle zugeordneten Individuen (Fälle) die gleichen Ausprägungen. Bei der oben kurz dargestellten Typologie von Umweltmentalitäten kann dies folgendermaßen aussehen.

| | | Umweltverhalten | |
|---|---|---|---|
| | | *positiv* | *negativ* |
| **Umwelt-bewusstsein** | *hoch* | Typ 1: Konsequente Umweltschützer | Typ 2: Umweltrhetoriker |
| | *niedrig* | Typ 3: Einstellungsungebundene Umweltschützer | Typ 4: Umweltignoranten |

*Abbildung 4:*     Einfache Typologie von Umweltmentalitäten

Bei einer Typenbildung durch Reduktion und Zusammenfassung werden verschiedene Kombinationsmöglichkeiten sinnvoll zusamengefasst. So zeigt Abbildung 5, in der es um die Bildung einer Typologie des Bildungsherkunft geht, dass es eigentlich 16 verschiedene Kombinationsmöglichkeiten des Bildungsabschlusses der Mutter und des Bildungsabschlusses des Vaters gibt, welche hier zu fünf Typen zusammengefasst werden. Von diesen fünf Typen sind zwei merkmalshomogen (Typ 1 und Typ 5) denn alle diesem Typ zugeordneten Individuen besitzen exakt die gleiche Merkmalskombinationen. Das gilt nicht für die restlichen drei Typen, so sind drei Merkmalskombinationen zu Typ 4 und sogar sechs Merkmalskombinationen zu Typ 2 zusammengefasst.

| | Bildungsabschluss des Vaters | | | |
| --- | --- | --- | --- | --- |
| **Bildungsabschluss der Mutter** | Kein Abschluss | Haupt-/ Real- schul- abschluss | Abitur | FH/ Uni- versität |
| Kein Abschluss | Typ 5 | Typ 4 | Typ 3 | Typ 2 |
| Haupt-/Realschulabschluss | Typ 4 | Typ 4 | Typ 3 | Typ 2 |
| Abitur | Typ 3 | Typ 3 | Typ 3 | Typ 2 |
| FH/Universität | Typ 2 | Typ 2 | Typ 2 | Typ 1 |

*Abbildung 5:* Typenbildung durch Reduktion

Die zweite Variante der Konstruktion einer Typologie stößt dann an ihre Grenzen, wenn viele Merkmale mit vielen Ausprägungen den Merkmalsraum bilden. Solche Typologien kommen aber in der Praxis sehr häufig vor, weil man – wie etwa in der Marienthalstudie – viele Dimensionen bei der Typenbildung berücksichtigen möchte. In diesem Falle sind die gebildeten Typen fast immer merkmalsheterogen, d.h. die Mitglieder eines Typs sind sich untereinander nur besonders ähnlich, besitzen aber nicht die gleichen Merkmalsausprägungen. Wie man bei dieser Variante forschungspraktisch vorgehen kann, erfährt man im nächsten Abschnitt.

## Typenbildende qualitative Inhaltsanalyse in der Forschungspraxis

Wie lässt sich nun in der Praxis qualitativer Forschung Typenbildung realisieren? Welche konkreten Schritte sind erforderlich um eine Typenbildung vorzunehmen, die den Ansprüchen von methodischer Kontrolliertheit und Transparenz gerecht wird? Besonders geeignet hierzu ist eine spezielle Form der qualitativen Inhaltsanalyse, nämlich die Methode der typenbildenden qualitativen Inhaltsanalyse.

Die qualitative Inhaltsanalyse ist eine Methode zur Auswertung von Kommunikationsinhalten, die in ihren unterschiedlichen Formen sehr detailliert beschrieben ist (vgl. Kuckartz 2014; Mayring 2010; Schreier 2012). In diesem Beitrag sollen deshalb nur die wichtigsten Charakteristika in zusammenfassender Form dargestellt werden. Die qualitative Inhaltsanalyse

- wird von einer Forschungsfrage, unter Umständen auch von einer Theorie, geleitet,
- ist eine hermeneutisch erweiterte Form der klassischen, quantitativ ausgerichteten Inhaltsanalyse,
- ist zentriert um die Auswertungskategorien, die in ihrer Gesamtheit auch als Kategorien- oder Codesystem bezeichnet werden,
- geht sehr systematisch vor,
- berücksichtigt das gesamte, für die Forschungsfrage relevante erhobene Material,
- geht regelgeleitet vor,
- bearbeitet schrittweise das Material nach dem gleichen Ablaufschema,
- hat den Anspruch der Intersubjektivität und
- sieht die Überprüfung von Gütekriterien vor, z.B. die Prüfung der Übereinstimmung von Codierenden.

Es gibt nicht *die* qualitative Inhaltsanalyse, sondern hinter dem Begriff verbirgt sich eine Vielfalt von teilweise sehr unterschiedlichen Verfahren. In meinem Buch „Qualitative Inhaltsanalyse. Methoden, Praxis, Computerunterstützung" (2014) unterscheide ich drei Hauptformen, nämlich die inhaltliche strukturierende, die evaluative und die typenbildende qualitative Inhaltsanalyse. Philipp Mayring beschreibt in seinem Buch „Qualitative Inhaltsanalyse. Grundlagen und Techniken" (2010) acht verschiedenen inhaltsanalytische Techniken. In der Forschungspraxis ist die thematisch orientierte Form, von mir als „inhaltlich strukturierende qualitative Inhaltsanalyse" bezeichnet, die weitaus am häufigsten eingesetzte Form. Bei dieser Methode wird das Datenmaterial inhaltlich strukturiert, und zwar so, dass auf der Basis der Forschungsfrage(n) Kategorien gebildet werden und das gesamte Material segmentiert und codiert wird. Dabei entsteht eine inhaltliche Struktur, die der oben in Abbildung 1 dargestellten Profilmatrix entspricht. Die typenbildende Inhaltsanalyse baut auf diese inhaltliche Strukturierung auf. Der Auswertungsprozess gliedert sich in die in Abbildung 6 dargestellten acht Phasen.

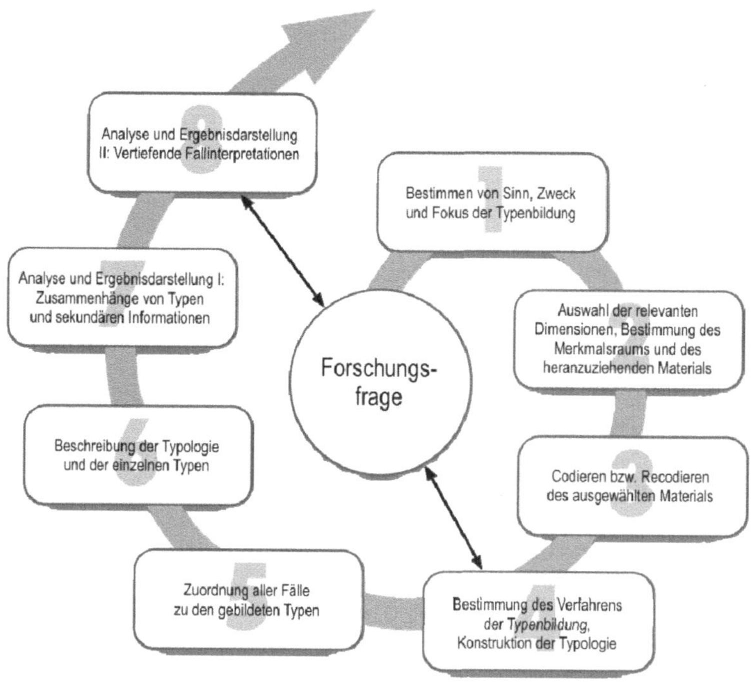


*Abbildung 6:*     Ablauf der typenbildenden Inhaltsanalyse in acht Phasen

Im Folgenden wird skizziert, was forschungspraktisch in den einzelnen Phasen passiert. Die Darstellung beschränkt sich auf das Wesentliche, eine ausführliche Beschreibung inklusive einer Anleitung zur praktischen computergestützten Umsetzung wird in Kuckartz (2014) gegeben:

In der *ersten Analysephase* ist zunächst zu überlegen, was genau mit der Typenbildung bezweckt werden soll und welche Komplexität bzw. welchen Differenzierungsgrad die angestrebte Typologie aufweisen soll. In dieser ersten Phase werden auch strategische Überlegungen angestellt, welche Merkmale und Themen im Sinne der Forschungsfrage primäre und welche sekundäre Merkmale sind. Als primäre Merkmale gelten solche, die konstitutiv für die Typenbildung sind und den Merkmalsraum bilden, als sekundär bezeichnet man von der Zugehörigkeit zur Typologie abhängige Merkmale. Typologien können weiter oder enger gebildet werden, d.h. der Merkmalsraum kann größer oder kleiner gewählt werden.

Im *zweiten Schritt* der Typenbildung wird das vorliegende empirische Material gesichtet und es werden die für die Bildung der Typologie relevanten Merkmale ausgewählt. Eine solche Auswahl sollte möglichst theorieorientiert erfolgen bzw. eng auf die Forschungsfrage fokussieren. Bei der Bestimmung des Merkmalsraums im Rahmen der typenbildenden Inhaltsanalyse wird in der Regel auf die bereits durchgeführten thematischen Codierungen und auch auf ggfs. vorhandene Vorab-Informationen (bspw. soziodemographische oder biografische Daten) zurückgegriffen. Dabei ist es sinnvoll, nur solche Merkmale und Themen auszuwählen, die auch bei einer hinreichenden Anzahl von Forschungsteilnehmenden vorkommen. So wäre es kaum sinnvoll, Merkmale auszuwählen, für die vielleicht nur bei 2 von 40 Personen Informationen vorliegen. Ferner bedingt das Konzept das Merkmalsraumkonzept, dass die Zahl der Merkmale überschaubar gehalten werden sollten. Häufig ergibt sich bei qualitativen Interviews, insbesondere sehr offen geführte Interviews, das Problem, dass nicht alle Interviews Angaben zu den als potenziell relevant eingestuften Themen enthalten. In einem solchen Fall ist es sinnvoll, einen weniger komplexen Merkmalsraum aufzuspannen, das heißt weniger Merkmale in die Typenbildung einzubeziehen.

In den meisten Fällen baut eine typenbildende qualitative Inhaltsanalyse auf einer zuvor durchgeführten inhaltlich strukturierenden oder evaluativen Codierung auf, d.h. es lässt sich gut auf die bereits geleistete Vorarbeit, d.h. auf die thematischen und die bewertenden Kategorien aufbauen. Falls bislang keine inhaltsanalytische Auswertung vorgenommen wurden, muss zunächst – entsprechend den Regeln für inhaltlich strukturierende oder evaluative Analyse – in der *dritten Phase* der Analyse fallbezogen codiert werden (vgl. Kuckartz 2014, S. 72-114). Wurden auch soziodemographische Merkmale der Forschungsteilnehmenden erfasst, lassen sich diese ebenfalls für die Typenbildung heranziehen.

In der *vierten Analysephase* steht die Bildung der Typologie, d.h. die Gruppierung der Fälle, im Mittelpunkt. Es ist zu überlegen, welcher Grad der Differenzierung dem Datenmaterial angemessen ist. Wenn die Zahl der Forschungsteilnehmenden relativ groß ist (circa 100 wie in der Marienthalstudie), lässt sich natürlich ein größerer Grad von Differenzierung (d.h. eine größere Anzahl von Typen) anstreben, als bei einem Sample von lediglich 20 Personen. Ein weiterer wichtiger Gesichtspunkt ist die Kommunizierbarkeit der Typologie und ggfs. die Umsetzbarkeit in die Praxis. Schon bei der Bildung der Typologie sollte man die späteren Rezipienten im Blick haben und an die praktische Umsetzung der Ergebnisse denken. Selbstverständlich ist es nicht erforderlich, sich bereits vor der Konstruktion der Typologie auf eine bestimmte Zahl von Typen festzulegen, man kann und sollte durchaus verschiedene alternative Gruppierungen ausprobieren, also etwa die Bildung von Typologien mit der Differenzierung in vier, fünf und sechs Typen.

Welche der drei Möglichkeiten der Typenbildung – merkmalshomogene Typen, Reduktion des Merkmalsraums, polythetische Typen – man wählt, hängt von der Dimensionalität des angestrebten Merkmalsraums ab: Eine merkmalshomogene monothetische Typenbildung lässt sich nur bei zwei, maximal drei Merkmalen mit relativ wenigen Ausprägungen vornehmen. Die Typenbildung durch Reduktion ist in dieser Hinsicht schon erheblich flexibler: Es lassen sich mehr Merkmale mit mehr Ausprägungen heranziehen. Nur die polythetische Typenbildung eröffnet aber die Möglichkeit zu einem vieldimensionalen Merkmalsraum.

Hat man sich für eine bestimmte Typologie entschieden, erfolgt in der fünften Phase die Zuordnung der Forschungsteilnehmenden zu den gebildeten Typen. Diese Zuordnung muss eindeutig sein, d.h. eine Person kann nicht gleichzeitig zwei oder mehr Typen angehören. Es wäre ja auch unlogisch, wenn z.B. eine Familie gleichzeitig dem Haltungstyp „apathisch" und dem Haltungstyp „ungebrochen" zugeordnet würde.

In der *sechsten Analysephase* erfolgt die Beschreibung der einzelnen Typen auf der Basis der in die Typenbildung einbezogenen Merkmale. Es werden also bspw. mit einer möglichst dichten Beschreibung die vier Haltungstypen dargestellt. Dabei können und sollten besonders aussagekräftige Zitate zur Illustration herangezogen werden. Übersichtstabellen können die Verständlichkeit der Darstellung erhöhen.


## Phase 7: Analyse der Zusammenhänge von Typen und sekundären Informationen

Die *siebte Phase* der Analyse untersucht den Zusammenhang zwischen den primären Merkmalen der Typenbildung und sekundären Merkmalen: In welchem Zusammenhang steht die Zugehörigkeit zu einem bestimmten Typ und die Haltung zu anderen Themen bzw. anderen Merkmalen? In dieser Phase der Analyse geht es darum, das empirische Material nach den gebildeten Typen aufzufächern. Beispielsweise lassen sich in einer tabellarischen Darstellung thematisch codierte Textabschnitte für die einzelnen Typen miteinander vergleichen. Mit „sekundären Informationen" sind hier bspw. Themen, Einstellungen, Bewertungen etc. gemeint, die nicht Teil des Merkmalsraums bei der Typenbildung waren. Sekundär bedeutet also nicht zweitrangig, sondern lediglich, dass es sich um Merkmale und Themen handelt, die nicht primär der Typenbildung zugrunde lagen.

In der *achten und letzten Phase* einer typenbildenden Inhaltsanalyse wird erneut die fallorientierte Perspektive eingenommen und es werden vertiefende Einzelfallinterpretation auf dem Hintergrund der gebildeten Typologie angefertigt. Einzelfälle können nun auf der Folie der Typologie eingeordnet und interpretiert werden können. Durch den Rückgriff auf den einzelnen Fall und den dort ermittelbaren subjektiven Sinn lassen sich Typen und Konstellationen verstehen und nachvollziehen. Für die Auswahl von Forschungsteilnehmenden für diese Einzelfallanalyse sind zwei unterschiedliche Auswahlstrategien möglich: die „repräsentative Fallinterpretation" oder die „Konstruktion eines Modellfalls". Repräsentative Fallinterpretation bedeutet, dass ein für den jeweiligen Typ charakteristischer Einzelfall ausgewählt wird, der stellvertretend („repräsentativ") für alle Forschungsteilnehmenden dieses Typs in der gebotenen Ausführlichkeit dargestellt wird. Sofern man eine Clusteranalyse durchgeführt hat, erhält man Informationen über die Nähe jeder Person zum Clusterzentrum und besitzt so ein formales Kriterium für die Auswahl der am besten geeigneten Fälle. Die zweite Möglichkeit besteht in der Konstruktion eines Modellfalls aus der Zusammenschau und der Montage der am besten geeigneten Textsegmente. Dieses Verfahren löst sich vom Einzelfall und ähnelt der Idealtypenbildung

## Resümee

Typenbildung im Rahmen empirischer Sozialforschung ist ein hoch attraktives Verfahren. Im Gegensatz zur merkmals- oder variablenorientierten Perspektive, die vor allem in der quantitativen Sozialforschung vorherrscht, ist Typenbildung durch *Fallorientierung* charakterisiert. Hier sind es die „Fälle", d.h. in der Regel Individuen, aber auch Familien, Institutionen, Verhaltensmuster, Kommunikationsstile oder Motivlagen, die hinsichtlich von Ähnlichkeiten und Differenzen verglichen und gruppiert werden. Die so ermittelten Typen, die Teil einer Typologie sind, besitzen eine doppelte Funktion: Zum einen sind sie analytische Werkzeuge, die es erlauben, einen Gegenstandsbereich zu strukturieren und Gruppen zu identifizieren, zum anderen verbessern sie die Möglichkeiten praktischen Handelns und erlauben die Konzeption von Interventionsmaßnahmen. Die erste Funktion wird in anderen Wissenschaftsdisziplinen wie etwa der Biologie als taxonomische Funktion bezeichnet. Diese Funktion erscheint auf den ersten Blick stark deskriptiv geprägt zu sein, aber Klassifikationen sind für die Wissenschaft unerlässlich und sie bilden, siehe etwa Max Webers Beschreibung der Funktion des Idealtyps, nicht nur die Grundlage für die Identifikation von Abweichungen und Sonderfällen, sondern sind auch durchaus relevant für die Entwicklung theoretischer Erklärungen. Die zweite Funktion von Typenbildung, nämlich Ausgangspunkt für praktische Interventionen und Programm zu sein, ist vor allem für praxisorientierte Wissenschaft von großem Wert.

Typenbildung ist ein durchaus komplexes Verfahren und besitzt auch eine Reihe von Fallstricken. So ist es unbedingt erforderlich, den Merkmalsraum sinnvoll zu beschränken, da sonst die Gefahr der Überkomplexität droht. Von der Komplexität des Merkmalsraums hängt es auch ab, welche Verfahren der Typenbildung eingesetzt werden können. Hier ist die Wahl jeweils offenzulegen und zu begründen. Durchaus nicht unproblematisch ist auch die Bestimmung der Anzahl der Typen die man unterscheiden will. Hierbei handelt es sich letzten Endes um eine Entscheidung über den Grad der Differenzierung, der mit der jeweiligen Forschung angestrebt werden soll.

Zu den Qualitätskriterien einer empirischen Typenbildung gehört es, dass die getroffenen Entscheidungen hinsichtlich des Merkmalsraums, des Verfahrens der Typenbildung, der Bestimmung der Anzahl der Typen etc., dokumentiert und begründet werden. Sofern man bei einer größeren Stichprobe (etwa ab n > 80) das statistische Verfahren der Clusteranalyse einsetzt, sind zudem entsprechende Gütekriterien, z.B. für die Clusterhomogenität und die Varianz zwischen den Clustern, anzugeben. Sehr häufig – und das gilt besonders für die Gesundheitsforschung – ist es aber die praktische Verwendbarkeit der gebildeten Typologie, die das Kriterium für eine gute oder schlechte Typenbildung darstellt. Letzten Endes ist es der praktische Erfolg, nach dem sich die Güte einer Typenbildung bemisst.

## Literatur

Bacher, Johann (1994). Clusteranalyse. Anwendungsorientierte Einführung. München: Oldenbourg.

Bailey, Kenneth D. (1994). Typologies and Taxonomies. An Introduction to Classification Techniques. Thousand Oaks: Sage.

Bailey, Kenneth D. (1990). The monothetic ideal-type. Paper presented at the 12th world congress of Sociology, International Sociological Association, Madrid.

Ecarius, Jutta & Schäffer, Burkhard (Hrsg.) (2010). Typenbildung und Theoriegenerierung. Methoden und Methodologien qualitativer Bildungs- und Biographieforschung. Opladen: Budrich.

Hempel, Carl Gustav & Oppenheim, Paul (1936). Der Typusbegriff im Lichte der neuen Logik: wissenschaftstheoretische Untersuchungen zur Konstitutionsforschung und Psychologie. Leiden: Sijthoff.

Jahoda, Marie; Lazarsfeld, Paul F. & Zeisel, Hans (1975). Die Arbeitslosen von Marienthal. Ein soziographischer Versuch. Frankfurt/M.: Suhrkamp. [Orig. 1933]

Kelle, Udo & Kluge, Susann (2010). Vom Einzelfall zum Typus. Fallvergleich und Fallkontrastierung in der qualitativen Sozialforschung. 2.Aufl. Opladen: Leske + Budrich.

Kluge, Susann (1999). Empirisch begründete Typenbildung. Opladen: Leske + Budrich.

Kluge, Susann (2000). Empirisch begründete Typenbildung in der qualitativen Sozialforschung [14 Absätze]. Forum Qualitative Sozialforschung / Forum: Qualitative Social Research, 1(1), Art. 14, http://nbn-resolving.de/urn:nbn:de:0114-fqs0001145.

Kuckartz, Udo (1991). Ideal types or empirical types: The cases of Max Weber´s empirical research. BMS – Bulletin de Methodologie Sociologique, RC 33 Newsletter, 32, 44-53.

Kuckartz, Udo (2001). Aggregation und Dis-Aggregation in der sozialwissenschaftlichen Umweltforschung. Methodische Anmerkungen zum Revival der Typenbildung. In Gerhard de Haan, Ernst-Dieter Lantermann, Volker Linneweber, & Fritz Reusswig (Hrsg.), Typenbildung in der sozialwissenschaftlichen Umweltforschung (S.17-38). Opladen: Leske + Budrich.

Kuckartz, Udo (2014). Qualitative Inhaltsanalyse. Methoden, Praxis, Computerunterstützung. 2. Aufl. Weinheim: Beltz Juventa.

Lazarsfeld, Paul (1937). Some Remarks on the Typological Procedures in Social Research, in: Zeitschrift für Sozialforschung, 6, 119-139.

Mayring, Philipp (2010). Qualitative Inhaltsanalyse. Grundlagen und Techniken. Weinheim: Beltz.

Schreier, Margit (2012). Qualitative Content Analysis in Practice. London & Thousand Oaks: Sage.

Tiryakian, Edward A. (1968). Typologies. In David L. Sills. (Hrsg.), International encyclopedia of the social sciences (S.177-186). New York: The Macmillan Company & Free Press.

Weber, Max (1973). Die „Objektivität" sozialwissenschaftlicher und sozialpolitischer Erkenntnis. S. 146-214, in: M. Weber, Gesammelte Aufsätze zur Wissenschaftslehre. 4. A. Hrsg. von J. Winckelmann. Tübingen: Mohr.

> **Guten Morgen, Martin! Ja. Die aktuelle Situation …. Wir erleben gerade die Auswirkungen existentieller Angst. Christian**
> (E-Mail vom 26. Juni 2012, 07: 14 Uhr)

# Vom Leben mit der Sterblichkeit

Bericht über das Diskursprojekt „30 junge Menschen sprechen mit sterbenden Menschen und deren Angehörigen"

*Martin W. Schnell*

### Einleitung

Der vorliegende Bericht beschreibt Zustandekommen und Ablauf eines Diskursprojekts in dem junge Menschen im Alter zwischen 16 und 25 intensive Gespräche mit sterbenden Menschen führen. Es zeigt, wie diese Gespräche die Einstellung zu Leben und Tod verändern können und wie ein Leben mit der Sterblichkeit möglich ist.

Vermutlich wird kaum jemand ein solches Unternehmen für völlig wertlos erklären, dennoch aber die Frage stellen, welchen Sinn es macht, sich mit der eigenen Sterblichkeit zu befassen? Jeder lebende Mensch muss eines Tages sterben. Jeder erwachsene Mensch weiß darum und kümmert sich nicht um diese Tatsache. Wer lebt und leben will, denkt nicht an das Ende! Es sei denn, er wäre ein extremer Hypochonder.

Die Todesvergessenheit wird allerdings nicht einfach vergessen. Der Tod ist in aller Munde, wenn auch nicht der je eigene Tod, so doch der der Anderen. Soldaten sterben, Patienten sterben, alte Menschen sterben, Rennfahrer sterben, Rockmusikerinnen sterben, Wälder und Tierarten sterben.

Darüber hinaus ist der Tod ein interessantes Phänomen, seitdem die Religionen, vor allem in den westlichen Gesellschaften, offenbar an Überzeugungskraft eingebüßt haben und das nachmetaphysische Denken, so Jürgen Habermas, zunehmend an die Stelle religiöser Wahrheiten tritt.

Der hl. Augustinus verfasste im vierten Jahrhundert nach Christi Geburt das Buch *De Civitate Dei* (Vom Gottesstaat). In seinem Buch legt Augustinus dar, dass der Mensch insgesamt zum ewigen Leben vorherbestimmt ist. Jeder einzelne Mensch müsse sich vor dem Jüngsten Gericht verantworten und komme nach der Beurteilung seiner Lebensweise in den Himmel oder in die Hölle.

Mit dieser christlichen Auffassung sind alle Fragen beantwortet. Sinn des Lebens, Sinn des Todes. Wie lebe ich jetzt, was kommt nach dem Leben. Die Antworten verlieren an Überzeugungskraft, sobald wir nicht mehr mit Augustinus übereinstimmen, also wenn wir heute nachmetaphysische Wahrheiten suchen. Welchen Wert das Leben und welche Bedeutung der Tod darin haben, was nach dem Tod passiert, ob das Sterben am Lebensende qualvoll und sinnlos sein könne, wird fraglich. Kann man Antworten auf diese und andere Fragen erhalten, wenn man sich als junger und gesunder Mensch mit sterbenden Menschen auseinandersetzt? Diesen und anderen Fragen widmet sich das Diskursprojekt „30 junge Menschen …".

Das Projekt ist von sterbenden Menschen, ihren Angehörigen, von 30 jungen Menschen und von den Gesprächen dieser Personen getragen worden. Durchgeführt wurde das Projekt von den Mitgliedern des Projektteams und dem Medienprojekt Wuppertal. Durch das Bundesministerium für Bildung und Forschung erhielt es eine Förderung.

Darüber hinaus danken wir: Petra Grünewald, Susanne Hirsmüller, Franz-Josef Conrads, Roman Konopka, Mischa Möller, Klarita Nestler, Benjamin Paul, Barbara Reinert, sowie den Mitarbeiter des Palliativteams am Interdisziplinären Zentrum für Palliativmedizin am Universitätsklinikum Düsseldorf.

****

Sollte einen Leser die Auseinandersetzung mit dem Lebensende doch weniger im grundsätzlich existentiellen Sinne, sondern eher im medizinischen Sinne interessieren, und sollten damit die Fragen *Was ist eine gute Behandlung für sterbende Patienten?*, *Was nützt eine Patientenverfügung?*, *Ist der Hirntod der wirkliche Tod des Menschen?*, *Widersprechen sich Medizin und Religion?*, *Wie wichtig ist Organspende?*, *Was ist Sterbehilfe? Was ist Euthanasie? Kommt ein Hospiz für mich in Frage?* für ihn wichtig sein, dann sei er hiermit auf entsprechende Literatur zu diesen Fragen verwiesen (vgl.: Benzenhöfer 1996, Bödiker 2011, Körtner 1996, Leist 1990, Schnell 2009, Schnell/Schulz 2014, Tugendhat 2006).


**Der Tod des Anderen**

Ein Bauer fällt beim Versuch, den Heuboden zu erreichen von der Leiter. Er ist sehr schwer verletzt. Er wird ins Haus gebracht und der Arzt geholt. Es ist nichts mehr zu machen. Rasch ordnet der Bauer seine Angelegenheiten und stirbt im Kreis seiner Familie. So oder so ähnlich wünschen Menschen zu sterben: schnell, ohne Leid, mitten in einem aktiven Leben. So oder so ähnlich sterben Menschen heute in Wirklichkeit aber selten oder auch gar nicht.

Der Tod des Anderen findet heute zum überwiegenden Anteil im Krankenhaus statt. Ärzte und Pflegende sind darauf eingerichtet, Leben zu retten und zu erhalten. Mit einer Begleitung am Lebensende tun sie sich häufig schwer. Mit dieser Beobachtung beginnt bereits in den 60er Jahren die Beziehung zwischen sterbenden Menschen und Heilberuflern zum Thema der Sozialwissenschaften zu werden.

Die Untersuchung zum Thema *Interaktion mit Sterbenden* (1965) der Autoren Glaser und Strauss liefert eine dichte Beschreibung der Interaktionsformen, Taktiken, Vermeidungsstrategien und Umgangsformen, die Interaktionen zwischen todkranken Patienten, Ärzten und jenen kennzeichnen, die mit diesen Patienten an deren Lebensende in Kontakt kommen. Im Zentrum der Untersuchung steht ein jeweiliger Bewusstheits-Kontext, der wesentlich bestimmt, welche Ausrichtung die Interaktion annimmt. Als mit geschlossener Bewusstheit ausgestattet, bezeichnen die Autoren einen totkranken Patienten, der über seinen Zustand ahnungslos ist. Die Bewusstheit wechselseitiger Täuschung bedeutet wiederum, dass alle Beteiligten Bescheid wissen, sich aber davon nicht in Kenntnis setzen. Im Kontext der offenen Bewusstheit hat der Patient Kenntnis von seiner Situation und geht damit kommunikativ um.

Das Krankenhauspersonal und die Angehörigen gehen nicht auf den Patienten direkt ein, sondern immer nur indirekt im Licht des vorherrschenden Kontextes. Ahnungslose bleiben ahnungslos, Getäuschte täuschen sich weiter, Gesprächsbereite thematisieren ihre Situation.

In der Wahrnehmung der Öffentlichkeit war es dann Elisabeth Kübler-Ross, die durch in ihr bahnbrechendes Werk *Interviews mit Sterbenden* (dt. Übersetzung) aus dem Jahre 1969 den Zugang zu sterbenden Menschen hergestellt hat. Bekanntlich lenkte die Autorin in ihrem Weltbestseller die Aufmerksamkeit auf eine Typologie verschiedener Haltungen, die todkranke Patienten am ihrem Lebensende sich selbst und der Mitwelt gegenüber einnehmen. Ein Patient durchläuft am Lebensende demnach verschiedene Phasen. Er ist zunächst darüber erzürnt, dass es ausgerechnet ihn getroffen hat, danach versucht er sich mit seiner Situation zu arrangieren und gerät dabei in eine Depression bis er schließlich sein Schicksal akzeptiert.

Das Buch von Kübler-Ross enthält viele Einzelbeobachtungen im Hinblick auf sterbende Menschen, die durch die Verfasserin erst als wichtig für den Umgang mit Sterbenden herausgestellt worden sind. Man hat gleichwohl ihr Phasenmodell oft kritisiert und als zu statisch und als angebliche Normierung des Abschieds bezeichnet. Ein anderes Modell hat bislang jedoch niemand vorgelegt.

Für die heutige Gegenwart ist keineswegs nur die Tatsache kennzeichnend, dass das Sterben im Krankenhaus stattfindet. Wichtig ist auch die Frage, was Kollektive über den Tod denken. Denkweisen offenbaren Haltungen, die wiederum Handlungen dirigieren können.

Untersuchungen und Umfragen befassen sich mit der Frage, ob sich Jugendliche als unsterblich auffassen oder ob sie Furcht vor dem Lebensende haben (Fischhoff, B. et al. 2010). Ein Projekt der DFG (Deutsche-Forschungs-Gemeinschaft) mit dem Titel „Kommunikatbildungsprozesse Jugendlicher zur Todesthematik und filmische Instruktionsmuster" untersucht, welchen Einfluss filmische Todesdarstellungen auf Vorstellungen haben, die sich Jugendliche vom Tod machen (Geimer/Lepa 2007). ‚Realistischer Weise' werden dazu Postmortemfilme ausgewählt, also Filme, die davon handeln, dass Menschen die schon gestorben sind, in eigentümlichen Zuständen weiter leben und auf die Lebenden, die ‚richtig' Lebenden, einwirken.

Wenn der Tod des Anderen nicht, wie in der Geschichte des Bauern, im Kreise der Familie geschieht und daher nicht Gegenstand der menschlichen Erfahrung ist, dann könnte er auch eine Fiktion oder Erfindung oder eine Konstruktion sein! Wenn niemand aus Erfahrung zu sagen weiß, was geschieht, wenn jemand stirbt, dann helfen vielleicht Postmortemfilme weiter.

---

Der Postmortemfilm *The Others* (England 2001) erzählt die Geschichte einer Grace Stewart, die mit ihren beiden Kindern in einem abgelegenen Landhaus auf der Kanalinsel Jersey lebt, während ihr Mann Charles vor eineinhalb Jahren für England in den Krieg zog. Die Kinder leiden an einer Lichtallergie und dürfen deshalb nicht dem Sonnenlicht ausgesetzt werden. Den Alltag unterbrechen im Laufe der Zeit merkwürdige Vorfälle: Türen öffnen und schließen sich von selbst, das Klavier spielt von selbst, unerklärbare Schritte sind im Haus zu hören.

Eines Tages sind alle Vorhänge im Haus verschwunden. Grace und ihre Kinder werden in Panik versetzt. In der folgenden Nacht schleichen sich die Kinder neugierig aus dem Haus. Sie entdecken im Garten drei Grabsteine mit den Namen ehemaliger Hausangestellter. Zur selben Zeit stößt Grace im Haus auf ein Totenbild vom Dezember 1891 mit der Abbildung ihrer drei Hausangestellten.

Wenig später werden die Kinder Zeuge einer Séance mit jener mysteriösen alten Frau als Medium. Es stellt sich überraschend heraus, dass die „Anderen" keine Geister, sondern tatsächlich Menschen aus Fleisch und Blut sind. Grace und ihre Kinder sind hingegen bereits tot, was ihnen selbst aber nicht klar ist ….

(Beispiel für einen Postmortemfilm)

## Tod und Lebensende als Konstruktion? – der Hintergrund des Projekts

Das Mysterium des Lebensendes wird aufgelöst, indem es in eine Konstruktion überführt wird. Die individuelle Beanspruchung und das heißt die Tatsache, dass der Tod *mich* angeht, verflüchtigt sich.

Der Übergang in Konstruktionen ist, nicht nur im Hinblick auf das Lebensende, ein wesentliches und nicht per se zu beklagendes Element der modernen Kultur.

Die Tatsache, dass das Lebensende kein Gegenstand der Erfahrung ist, hat seinen Grund nicht nur in der bekannten Entwicklung, dass Menschen immer häufiger ohne Familie oder außerhalb von Familien alt werden und sterben müssen. Zu diesem Prozess haben auch die modernen Lebenswissenschaften und ihr Umfeld beigetragen.

Ein Viertel der Bevölkerung der westlichen Länder ist heute über 65 Jahre alt. Dank der modernen Medizin, Hygiene und Ernährung werden Menschen älter und sterben langsamer. Die Literatur weist darauf hin, dass viele sterbende Menschen den Wunsch haben, zuhause zu sterben und dass die Präferenz des Sterbeortes über den Krankheitsverlauf relativ stabil bleibt (Tang et al. 2003; Pearse et al. 2005; Foreman et al. 2006; Agar et al. 2008). Obwohl viele pflegebedürftige Menschen in Deutschland auch tatsächlich im häuslichen Umfeld versorgt werden, versterben laut eines vom Bundestag in 2004 in Auftrag gegebenen Gutachtens nur 40-55% aller Patienten zu Hause (25-30%) oder im Pflegeheim (15-25%) (Jaspers und Schindler 2004). Die Hauptorte des Sterbens sind im europäischen Durchschnitt mit 50-60% der Sterbefälle stationäre klinische Einrichtungen.

Das Krankenhaus ist somit der normale Ort des Todes geworden. Dies wird durch eine Reihe von Studien aus europäischen Ländern und Regionen (Cohen et al. 2010) und (trotz der Fortentwicklung von Palliativmedizin und Hospizeinrichtungen) auch in einer aktuellen Studie aus 2011 für Deutschland bestätigt (Escobar et al. 2011). Die Behandlung eines Patienten, der in die Phase des Lebensendes eintritt, ist durch die Errungenschaften der modernen Lebenswissenschaften gleichzeitig so komplex geworden, dass das Sterben zum großen Teil institutionalisiert wurde und nur noch im Krankenhaus stattfinden kann.

Das Sterben findet im Krankenhaus, und damit außerhalb der alltäglichen Erfahrungswelt der Patienten und ihrer Angehörigen statt. „Die Zahl der Alten, die gänzlich oder nahezu gänzlich allein sind, ist groß und sie dürfte eher wachsen. Im Krankenhaus, Altenpflegeheim, im Hospiz oder auch allein in ihrer Wohnung sterben immer häufiger Menschen, deren Familie nicht präsent ist – weil es sie nicht mehr gibt, oder weil es keinen Kontakt mehr zu ihnen gibt." (Gronemeyer 2007, 272)

Die Arbeit von „Spezialisten für das Lebensende" wie Palliativmedizinern, Pflegediensten, Hospizen oder dubiosen „Sterbehilfevereinen" ist eine Antwort auf diese Situation. Spezialisten erledigen Arbeiten, die die Bürgergesellschaft nicht aus sich heraus verfolgt.

Diesen Tendenzen verleihen die Lebenswissenschaften einen interpretativen Rahmen. Wenn vom Einfluss der Lebenswissenschaften auf das Lebensende die Rede ist, geht es nicht nur um die Auswirkungen von konkreten medizinischen Versorgungsformen auf das alltägliche Leben, sondern um mehr: nämlich um die Durchsetzung einer bestimmten Sichtweise und Interpretation des Lebens.

Lebenswissenschaften sind Biowissenschaften und Medizin in quasi philosophischer Absicht. Sie betreiben naturwissenschaftliche Grundlagenforschung oder eine Optimierung technologischer Intelligenz, mit der sie meist ein umfassendes Bild von Mensch, Natur und Leben verbinden, wie es in früheren Zeiten nur die Philosophie entwarf. Aufgrund dieser Weltbildnerfunktion verbinden sich manche Lebenswissenschaften mit neueren Visionen von der Optimierung des Lebens durch künstliche Intelligenz und andere Techniken.

Im Zuge der bemannten Raumfahrt sind in den USA bereits am Ende der 50er Jahre Projekte zur Erforschung der sog. Künstlichen Intelligenz unternommen worden. Diese Bemühungen galten dem Versuch, menschliche Intelligenz künstlich, also durch Computer nachzuahmen und dadurch vom Menschen abzulösen. Obwohl entsprechende Versuche scheiterten, weil menschliche Intelligenz nicht mit Datenverarbeitung identisch ist, weil sie nicht maschinenhaft gesteuert wird, sondern in intelligentes, leibliches Verhalten eingebettet und durch implizites Wissen ausgezeichnet ist, verlor die pure Idee einer körperlosen und unsterblichen Intelligenz nicht an kultureller Attraktivität.

In den 90er Jahren diskutierten Vertreter namhafter technologischer Forschungsinstitute und Lebenswissenschaftler über die Möglichkeiten einer Anthropologie des Cyberspace, die die Vision eines kollektiven Cogito verfolgt und die alte Menschheitsidee von der Unsterblichkeit eines gottähnlichen Geistes wieder aufnimmt.

Hans Moravic, führender Vertreter der Robotik jener Jahre, definiert das Menschsein im Sinne einer postbiologischen Zukunft. Alles, was den Menschen als leibkörperliches, älter werdendes und sterbendes Wesen ausmacht und was wiederum Gegenstand menschlicher Erfahrung ist, wird angeblich durch die erfahrungsferne Konstruktion eines gehirnlosen Geistes ersetzt. Natur wird zur Option und zur Konstruktion (Schnell 2002)! Philosophen griffen diese Science-Fiktion-Vision auf und spekulieren seither, ob das menschliche Gehirn nicht unabhängig vom Leib in einem Tank mit Nährflüssigkeit leben und funktionieren könnte (Putnam 1993, 209ff).

Die mit diesen Diskursen zusammenhängenden Tendenzen, die auf einen Zuwachs des konstruktiven Paradigmas zur Erklärung dessen, was menschlich sein soll, setzen sich in anderen Disziplinen fort.

Sind der Anfang des Lebens oder das Geschlecht (der Frau) oder die Behinderung eines Menschen oder die Formen des Lernens u.a.m. nicht Ergebnisse von überwiegend künstlichen, auf Technologie und entsprechenden Interpretationen beruhenden Prozessen? Diese Frage wird seit Jahren in den bekannten und dokumentierten ethisch-politischen Diskussionen um die Embryonenforschung, den Feminismus (Gender/Queer Studies), die Behindertenpädagogik (Disability Studies) und die (Neuro)Pädagogik kontrovers verfolgt.

Vom Zeitalter der Konstruktion sind auch die Phänomene Tod und Lebensende affiziert worden. Die grundsätzlichen Menschheitsfragen, was das Lebensende ausmache und wann der Tod als eingetreten gelten könne (Ariès 1975), sind durch die Medizintechnologie und ihre Sichtweisen in eine neue Perspektive gestellt worden (Schnell 2009).

Bereits mit der Einführung der künstlichen Beatmung wird unklar, ob durch sie lediglich ein natürlicher Prozess künstlich unterstützt wird oder ob nicht vielmehr das Künstliche das Natürliche ablöst und der Apparat die Funktion des Körpers übernimmt (Schellong 1990). Einen weiteren Schritt in die Künstlichkeit stellt die Feststellung des menschlichen Todes dar. Der Hirntod wird demnach nicht als bereits eingetreten festgestellt, sondern er gilt durch die Feststellung anhand eines entsprechenden Protokolls als eingetreten. Aufgrund dieser Performativität kann man geradezu von einer Konstruktion des Todes sprechen (Lindemann 2002, Schlich/Wiesemann 2001).

Bei diesen und anderen Tendenzen handelt es sich um Ausdrucksformen einer biotechnischen Ideologie, die sogar „die Option einer Abschaffung des Todes in den Bereich des biomedizinisch Denkbaren rückt." (Gehring 2010, 187; Bauman 1992)

∗∗∗

Der sich offenbar verwischende Unterschied zwischen Science und Science-Fiktion, der suggeriert, dass das Lebensende eine erfahrungsferne Konstruktion sein könnte, trifft unsere Lebenswelt in einer Situation, in der der Tod und das Sterben allmählich verschwinden. Obwohl über sie in den Medien gesprochen und berichtet wird, haben doch immer weniger Menschen erfahrungsbasierte Einstellungen zum Lebensende und zum Tod.

Zusammenfassend kann von einer „Ambivalenz" im Hinblick auf „Wirklichkeit des Sterbens" (Rölli 2007) gesprochen werden. Tod und Lebensende sind einerseits keine Tabus, denn sie sind in aller Munde. Andererseits schwindet der lebensweltliche Bezug zum Sterben. Der Tod gehört nicht zum Leben. Niemand macht Erfahrungen im Umgang mit dem Tod. Niemand gibt entsprechende Erfahrungen weiter.

Damit ist nicht gesagt, dass es je „gute, alte Zeiten" gegeben hätte, in denen es „besser" gewesen wäre, sondern lediglich, dass es gegenwärtig an einer erfahrungsbasierten Haltung in der Frage des Todes, des Sterbens und des Lebensendes fehlt, die durch die Errungenschaften der modernen Lebenswissenschaften mitbedingt sind.


## Überlegungen

Wir, Martin W. Schnell und Christian Schulz, befassen uns seit einer Reihe von Jahren mit dem Thema „Tod, Sterben und Lebensende". Und zwar als Philosoph im Rahmen der Verantwortung für die Forschung und die universitäre Ausbildung von Studierenden der Humanmedizin und der Pflegewissenschaft in den Fächern „Ethik", „Kommunikation" und „Palliativmedizin"; bzw. als Arzt, Psychotherapeut, Palliativmediziner, Forscher und Filmemacher. Wir arbeiten seit über 12 Jahren zusammen.

Das Institut für Ethik und Kommunikation im Gesundheitswesen (IEKG) hat unter unserer Federführung im Jahre 2005 ein „Curriculum Palliative Care" (31 Unterrichtseinheiten) entwickelt. Dieses schon vier Jahre vor der in Deutschland gesetzlichen Einführung der Palliativmedizin als Pflichtfach in die ärztliche Approbationsordnung entwickelte Curriculum wurde mehrfach unterrichtet. Eine zentrale, 12+4 Unterrichtseinheiten umfassende Einheit bildet das Seminar „Kommunikation mit Sterbenden". Die Studierenden im Alter von Anfang zwanzig besuchen dieses Seminar und erhalten medizinisches, ethisches und anderes Wissen über das Lebensende. Die Effekte, die dieses Seminar bei den Studierenden hinterlässt, sind von uns wissenschaftlich erforscht worden (Schulz/Schnell 2009, Schulz/Möller/Seidler/Schnell 2013).

Die Durchführung des Seminars „Kommunikation mit Sterbenden" wurde nicht nur aus Sicht der jungen Studenten, sondern aus der von Patienten untersucht. Im Rahmen einer qualitativen Studie schilderten Palliativpatienten aus ihrer Perspektive, wie sie die „Kommunikation mit jungen Studierenden" erfahren haben (Schnell/Schulz/Kolbe/Dunger 2013).

Unsere daraufhin einsetzenden Überlegungen wurden von der Frage bestimmt: was wäre, wenn nicht nur Medizinstudierende, sondern überhaupt junge Menschen, statt Postmortemfilme anzusehen, ein Gespräch mit sterbenden Menschen führen würden?

Junge Menschen könnten eine erfahrungsbasierte und reflektierte Haltung zum Lebensende und zum Tod gewinnen, indem sie mit sterbenden Patienten und deren Angehörigen sprechen. Diese Gespräche könnten per Video aufgezeichnet und auf Facebook präsentiert werden und in einen Kinofilm eingehen. Ein Buch und einige wissenschaftliche Publikationen würden dieses Projekt in Generationen von Erwachsenen, die dem Computer eher distanziert gegenüber stehen, bekannt machen.

Es ist logischerweise zu erwarten, dass speziell die Auseinandersetzung junger und gesunder Menschen mit dem Lebensende nicht von deren eigener und aktueller, ggf. alterungsbedingter Krankheit beeinflusst wird. Es ist zudem und umgekehrt nicht zu erwarten, dass diese Auseinandersetzung mit dem Lebensende junge und gesunde Menschen schwer belasten wird. Selbst die Konfrontation mit einer massiven, gesundheitlichen Krisensituation in der eigenen Familie (Metzing 2007) oder gar mit dem bevorstehenden Tod eines engen Familienmitglieds hat für junge Menschen eben nicht nur belastende Folgen, sondern bietet ihnen auch die Chance, „ein realistisches, ihrem Alter entsprechendes Verständnis" (Henkel/Stahl 2007, 430f) von schwerwiegenden Krankheiten und vom Ende des Lebens entwickeln zu können. Eine Auseinandersetzung mit dem Lebensende könnte sogar eine Steigerung des Selbstbewusstseins ermöglichen.

## Das Projekt: Junge Menschen sprechen mit sterbenden Menschen und deren Angehörigen

Wir beschlossen im Herbst des Jahres 2010 ein nicht rein wissenschaftliches, sondern ein öffentliches Projekt durchzuführen mit dem programmatischen Titel: „Junge Menschen sprechen mit sterbenden Menschen und deren Angehörigen".

Der Titel besagt präzise, worum es geht. Inhaltlich sollten die jungen Menschen mit den sterbenden Menschen und deren Angehörigen darüber sprechen, was es bedeutet, an einer Krankheit zu leiden, die das eigene Leben bzw. das eines Angehörigen limitiert. Wenn es Sinn macht, dass Studenten, die 24 oder 25 Jahre alt sind, mit Sterbenden sprechen, dann können das auch andere junge Menschen! Soweit unsere Vermutung.

Unser Projekt sollte in der Öffentlichkeit stattfinden. Als Wissenschaftler interessierten wir uns für eine Reihe von Fragen, die nur Wissenschaftler sich stellen können. Diese würden aber nicht im Vordergrund stehen.

Die jungen Menschen müssten möglichst das 18. Lebensjahr erreicht haben. In Ausnahmefällen könnten auch jüngere Menschen (nach Zustimmung der Erziehungsberechtigten) als Teilnehmer mitwirken. Um das Projekt überschaubar zu halten, hatten wir uns folgende Aufteilung vorgenommen: 10 Schüler eines Gymnasiums, 10 Auszubildende, 10 Studierende.

Für diese 30 jungen Menschen müssen 30 sterbende Menschen und Angehörige gefunden werden, die zu einem Gespräch bereit sind. Sterbende Menschen sind verletzlich! Der Kontakt zu ihnen ist behutsam aufzubauen. Das Gespräch mit ihnen muss in ein Kennenlernen eingebettet und keineswegs ein Kurzinterview sein.

Das Ziel unseres Projektes sollte darin bestehen, dass junge Menschen eine Haltung zum Lebensende und zum Tod ausbilden, die auf der Erfahrung des Umgangs mit einem Sterbenden und seiner Situation beruhen.


## Öffentlichkeit

Das Projekt sollte dem schwindenden lebensweltlichen Bezug des konstruktivistischen Zeitalters zum Lebensende exemplarisch begegnen. Und das mit 30 Gesprächen? Davon würde niemand Notiz nehmen!

Um das Projekt für die Öffentlichkeit zugänglich zu machen, entschieden wir, die Gespräche zwischen den jungen Menschen und den Sterbenden zu filmen. Aus dem Material sollten kurze Clips erstellt, im Internet veröffentlicht und auf Facebook bekannt gemacht werden. Dort würden die Gespräche eine größere Öffentlichkeit erreichen. Die Usergemeinde könnte von ihren gleichaltrigen Zeitgenossen erfahren, was es heißt, sich anders als über Fiktionen untoter Toter mit dem Lebensende zu befassen.

Neben den sozialen Netzwerken sollte auch die traditionelle Öffentlichkeit einbezogen werden. Ein Kino- bzw. Fernsehfilm und ein Buch sollten her!

Mit dieser Anordnung war uns im Spätherbst 2010 klar: wir haben viel Arbeit vor uns und eine Idee. Sonst nichts! (Mittlerweile ist der Diskurs- und Öffentlichkeitscharakter des Projekts in einer eigenen Publikation ausführlich dokumentiert worden. Vgl.: Schnell/Schulz 2015)


## Vorbereitungen

Wir begannen mit den Vorbereitungen. Ein erster Schritt gelang uns. Wir fanden eine Institution, die unser Projekt als originell ansah. Diese Institution war *Bundesministerium für Bildung und Forschung* in Berlin. Wir erhielten eine finanzielle Unterstützung für das Projekt bis zum Jahr 2013. Jetzt hatten wir eine Idee und Geld dazu!

Die Politik, die selbst eine Form von Öffentlichkeit ist, interessierte sich also für unsere Idee, Gespräche mit sterbenden Menschen durchzuführen. Das ist nicht verwunderlich, weil sich auch die Politik mit Frage beschäftigt, wie sich die Gesellschaft künftig um sehr alte Menschen kümmern soll. Als Wissenschaftler bin ich selbst in vielen Expertenrunden zu Gast gewesen, auch in Ministerien, um mit Kollegen diese und andere Fragen zu diskutieren.

## 08. November 2011: die technische Vorbesprechung

Die Gespräche, die die jungen Menschen führen sollten, würden in der Hauptsache in Düsseldorf stattfinden und zwar dort, wo deren Gesprächspartner, die sterbenden Menschen, leben. Wir dachten dabei zunächst an die Palliativstation des Universitätsklinikums der Heinrich-Heine Universität Düsseldorfs, auf der Christian Schulz als Oberarzt und als stellvertretender Leiter tätig ist. Zudem hatten wir Kontakte zu zwei Hospizen in Düsseldorf hergestellt.

Da wir die Gespräche nicht nur führen lassen, sondern auch filmen wollten, mussten zusätzlich viele Dinge vorbedacht werden. Unsere eigene Erfahrung stützte sich auf filmische Dokumentationen von Patientengesprächen, die Studierende innerhalb des Studiums der Humanmedizin mit Patienten und Schauspielern, die in die Rolle von Patienten schlüpfen, führen. Die Videoaufzeichnungen dieser Gespräche werden im Unterricht genutzt, um mit den Studierenden, die einst als Ärzte tätig sein werden, über ihr Kommunikationsverhalten gegenüber Patienten zu sprechen. Die Studierenden sehen sich selbst auf einem Video und können unter Anleitung eines Dozenten erkennen, was sie gut und was sie noch besser machen können.

Nun wollten wir außerhalb des geschützten Raumes der Universität arbeiten und filmen und das auf einem technisch viel anspruchsvolleren Niveau als es in der universitären Lehre üblich ist. Aus diesem Grund suchten wir einen Partner, der uns unterstützen würde.

Die technische Durchführung der Videoaufzeichungen der Gespräche und die Filmerstellung inclusive des Schnitts und anderer Details sollte durch das „Medienprojekt Wuppertal e.V", deren Mitarbeiter große Erfahrungen besonders in der Videoarbeit mit Jugendlichen und in der filmischen Präsentation von Gesprächen mit Menschen in vulnerablen Situationen wie Trauer und Tod haben, erfolgen. Am 08. November 2011 trafen sich Andreas von Hören vom Medienprojekt, Christian Schulz und ich zur Vorbesprechung aller technischen Details auf der Palliativstation in Düsseldorf. Der Ort war so gewählt, dass wir nicht nur miteinander sprechen, sondern auch das Setting besichtigen konnten, in dem eine große Anzahl der zu filmenden Gespräche stattfinden würden.

Die auf der Palliativstation vorhandenen Räumlichkeiten unterscheiden sich in Atmosphäre und Ausstattung deutlich von üblichen Krankenzimmern. Jeder kennt die weißen und unpersönlichen Patientenzimmer, sie gehorchen ganz der Funktion, da sie Patienten beherbergen, die das Krankenhaus wieder verlassen werden. Patienten auf einer Palliativstation leiden hingegen an einer unheilbaren und lebenslimitierenden Krankheit, wie zum Beispiel an Krebs. Sie werden nicht wieder gesund, sie leben daher in ihrem Patientenzimmer in Regel bis zum Sterben, das in einigen Wochen oder auch Monaten auf sie wartet. Das Zimmer eines Palliativpatienten ist ein Einzelzimmer. Es hat Parkettfußboden, indirektes Licht, außer dem Bett eine Sitzecke und eine Übernachtungsmöglichkeit für Angehörige des Patienten, ein separates Bad. Es ist gegen Schall nicht isoliert, aber abgedichtet. Von Flur her ist nicht selten leise, meditative Musik zu hören. Die normale Krankenhaushektik soll dadurch auf Distanz gehalten werden.

Es zeigte sich, dass die Zimmer auf der Palliativstation für die Filmaufnahmen sehr gut geeignet sind. Sie bilden einen vertrauten Ort für den sterbenden Menschen, sie sind zudem groß genug, so dass nicht nur Kameras aufgebaut und Personen dort wirken können, sondern es ist auch genug Platz für die Gesprächspartner, um sich an einem Tisch oder Bett oder zusammen auf einer Couch sitzend begegnen zu können. Hand- und Standkamera, sowie Mikrophone würden in ausreichender Distanz dazu aufgestellt werden können.

Im Laufe des Gesprächs mit Andreas von Hören wurde sehr deutlich, dass es nicht ausreicht, nur technische Details vor zu besprechen. Technische Fragen sind nämlich auch inhaltliche Fragen! Die Art der Kameraführung bestimmt, wie ein Gespräch, ein Gesicht, eine Träne, eine Emotion zur Darstellung gelangt und damit Bedeutung erfährt. Zudem wurde uns erneut bewusst, dass wir nicht mehr, wie bislang, Kurzfilme von Patientengesprächen in der Universität drehen werden, um Studierende möglichst zu guten Ärzten auszubilden.

Es würde diesmal um mehr gehen, nämlich um eine *philosophisch-existentielle Conditio*: alle Menschen leben mit dem Mysterium des Sterbens! Die Gespräche sollten diese Conditio thematisieren und gleichermaßen verkörpern. Das bedeutet auch: Verzicht unsererseits auf pädagogische Einwirkung. Dem Medizinstudenten sagen wir, was er als angehender *Arzt* besser machen kann. Seine Fähigkeiten zu Empathie und gezielter Anamnese können fast immer weiter entwickelt werden. Der Wechsel von der medizinischen in die philosophische Sichtweise bedeutet, dass wir die am Projekt beteiligten Personen (auch die Studenten) nicht als künftige Funktionsträger ansehen, sondern als Menschen. Dem Menschen als *Menschen* ist die Freiheit zu gewähren, sich unabhängig von pädagogischer, medizinischer, politischer und allzu moralischer Beeinflussung mit der Endlichkeit des Lebens und mit der Endlichkeit seiner eigenen Existenz zu befassen. Das ist eine wesentliche Einsicht der Philosophie (zum Hintergrund dessen vgl. Schnell 2015)!

Um den Prozess der Auseinandersetzung des Menschen als Menschen mit der Endlichkeit filmisch erfassen zu können, diskutierten wir in der Vorbesprechung, dass Gespräche mit Angehörigen zugunsten derer mit den Patienten eher in den Hintergrund rücken sollten. Zudem könnten wir nicht 30 Einzelgespräche filmen, sondern besser einen Prozess. Von den 30 jungen Menschen sprechen vier oder fünf, wenn möglich, nicht nur einmal, sondern mehrmals mit einem sterbenden Menschen. In der Folge der Gespräche würden, so unsere Annahme, sich Veränderungen zeigen. Die Gesprächspartner lernen sich besser kennen, kommen tiefer miteinander ins Gespräch und sprechen auf der existentiellen Grundlage der Endlichkeit miteinander. Pädagogisches Eingreifen wäre hier deplatziert, auch wenn es hoch emotional einhergehen sollte!

## 22. November 2011: das Projekt startet!

Am Dienstag, denn 22. November 2011 startete unser Projekt. Zu diesem Termin luden wir ab 18 Uhr alle künftigen Mitarbeiter und vor allem alle Gatekeeper in die Universität nach Witten ein. Für unser Anliegen benötigten wir sterbende Menschen und junge Menschen, die bereit sind, miteinander zu sprechen. Die sog. Gatekeeper sind die diejenigen, die den Kontakt zu diesen Personen herstellen. Zu ihnen zählen Lehrer, Ausbildungsleiter, Studiendekane, Mitarbeiter von Hospizen, Palliativstationen, ambulante Versorger, Wissenschaftler, Psychologen, Pflegedirektoren.

Mit diesen Türöffnern wollten wir nächst sprechen. Sie waren wichtig für uns, sie sollten sich untereinander kennen lernen und ihre Erfahrungen schildern. Es folgten insgesamt 18 Personen der Einladung. Neben den genannten Berufsgruppen waren zusätzlich zwei Webdesigner anwesend, die eine Internetplattform erstellen würden, auf der sich die jungen Menschen um eine Teilnahme bewerben würden.

Der Gruppe stellten wir zunächst die existentiellphilosophische Dimension des Projekts vor:

*Realisierung der Endlichkeit des eigenen Lebens*
*als eine Universalie, die immer, unabhängig von Gesundheit und Krankheit,*
*gegeben ist!*

Von Sinn des Unternehmens waren alle Anwesenden überzeugt. „Wunderbar!", „Eine tolle Idee!", „Danke, dass ich dabei sein darf". Diese und andere Sätze hörten wir, die Initiatoren, Christian Schulz und ich, sehr häufig an diesem Abend. Auch die Situation sterbender Menschen wurde diskutiert. Wir waren uns einig: sterbende Menschen können und wollen über ihre Situation mit jungen Menschen reden. Wir würden jedoch sterbende Menschen, die sich vor Beginn der zu filmenden Gespräche schon in der sog. Finalphase befinden und somit kaum mehr als einen Tag zu leben hätten, nicht in das Projekt einbeziehen. Sollte jemand nach dem Beginn der Gespräche in die akute Sterbephase eintreten, würden wir über einen Verbleib jeweils einzeln und verantwortungsbewusst entscheiden.

Intensiver als über die sterbenden Menschen diskutierten die Anwesenden über die Situation junger Menschen. Würden sich Abiturienten der existentiellen Auseinandersetzung mit der Endlichkeit ihrer Existenz wirklich stellen? Wer kurz vor dem Abitur steht, darf sich nicht ablenken lassen! Er muss das Abitur bestehen, um den nächsten Schritt im Leben gehen zu können. Er muss dabei cool sein gegenüber Lehrern, Eltern, Jungen und Mädchen gleichen Alters. Würde ein Gespräch mit einem Sterbenden, der aus ihrer Sicht alles andere als einen nächsten und positiven Schritt im Leben vor sich hat, überhaupt möglich sein? Warum sollte jemand, der fürs das Zentralabitur gerade die Romane Theodor Fontanes, die Grundlagen der Integralrechnung, Richard den III., das Ende der Apartheid unter Nelson Mandela und Übungen im Bodenturnen wiederholt, mit einem Sterbenden sprechen? Ein sachlich und zeitlich „unpassenderes" Gespräch war kaum denkbar!

Zufällig waren der Einladung zur Auftaktveranstaltung, die eigentlich nur Gatekeepern gegolten hatte, auch acht Schüler eines Gymnasiums vom Niederrhein gefolgt. Sie sind einfach mit ihrem Lehrer nach Witten gekommen. Der Vorteil, der sich daraus ergab, zeigte sich rasch. Die 17 und 18 Jahre alten Damen und Herren konnten zumindest von sich sagen, dass sie gerne und mit Interesse an dem Unternehmen teilnehmen möchten. Ein Problem aus ihrer Sicht war lediglich der Zeitaufwand. Zu absolvieren waren ja nicht nur die Gespräche mit den sterbenden Menschen selbst, sondern auch Seminare zur Vorbereitung, Gespräche mit Psychologen und andere begleitende Maßnahmen.

Wir verabredeten eine Bewerbungsphase. Wir würden in Schulen, Betriebe und Universitäten kommen und für unsere Idee werben. Junge Menschen könnten sich anhören, was wir zu sagen haben und müssten sich dann auf unserer Internetplattform anmelden und bewerben. Sie sollten einige Fragen zu ihrer Motivation, ein solches Gespräch führen zu wollen, beantworten. Aus früheren Erfahrungen wussten wir, dass eine solche Hemmschwelle sinnvoll ist. In Informationsveranstaltungen mit Gleichaltrigen unter den Anwesenden, tun sich junge Menschen gerne hervor. „Geht klar! Machen wir!" Wenn es dann ernst wurde, standen wir in der Vergangenheit mehr als einmal ziemlich einsam da. Die eigenen Studenten können ihrem Professor nicht „entkommen". Aber bei Schülern und fremden Studenten, die freiwillig mitwirken sollten, müssten wir sicher gehen. Wer sich individuell auf unserer Homepage bewirbt, ist auch wirklich dabei! Das war unsere Hoffnung!

---

– Von der Homepage –

**30 JUNGE MENSCHEN SPRECHEN MIT STERBENDEN MENSCHEN UND DEREN ANGEHÖRIGEN**

Worum geht es? Informationen über das Projekt

Ab März 2012 starten wir ein vom Bundesministerium für Bildung und Forschung (BMBF) gefördertes Diskursprojekt zu ethischen, rechtlichen und sozialen Fragen in den modernen Lebenswissenschaften, das bis Ende Februar 2013 stattfinden wird. Ziel des Projekts ist es, dass junge Menschen eine reflektierte Haltung zum Lebensende gewinnen, indem sie mit sterbenden Patienten und deren Angehörigen sprechen. Die jungen Menschen werden in der Kommunikation mit Sterbenden geschult und psychologisch begleitet. Die Gespräche mit den sterbenden Patienten und den Angehörigen werden per Video aufgezeichnet und für eine öffentliche Präsentation (Online-Medien und öffentliche Veranstaltungen) aufbereitet. In der Präsentation stellen die jungen Menschen ihr Projekt, ihre Erfahrungen und ihre Erkenntnisse aus dem Diskursprojekt öffentlich zur Diskussion. Das gesamte Projekt wird dokumentarisch begleitet und soll in einer 60-minütigen Filmlangversion im Kino zur Aufführung gebracht werden.

---

**Die Bewerbungsphase: Januar und Mai 2012**

Insgesamt konnten in der Auftaktveranstaltung sieben Gatekeeper an das Projekt gebunden werden. Sie wurden von uns, Andy Schütz, einem Mitarbeiter und mir, der Reihe nach in ihren Einrichtungen besucht. Dort kam es zum Gespräch mit den jungen Menschen. Über sie hatten wir sehr viel nachgedacht, mit ihnen aber noch kaum gesprochen!

> „Guten Tag, wir kommen von der Universität in Witten. Wir planen ein Projekt, in dem wir jungen Menschen die Möglichkeit bieten, mit sterbenden Menschen ein Gespräch zu führen und damit in einem Film mitzuwirken. Wir sind heute hier, um Sie zu bitten, ein solches Gespräch zu führen ..."

---

| Anfang Januar 2012. Krankenpflegeschule, Universitätsklinikum Bochum |

22 Auszubildende im zweiten Jahr. Bei der Projektvorstellung haben wir leichtes Spiel. Die gerade 18 Jahre alten Auszubildenden hören uns sehr geduldig zu, sie sind vorbereitet, haben sich Gedanken gemacht. Sie stellen viele Fragen. In der Hauptsache wünschen Sie erstens den Menschen am Lebensende, mit dem sie das Gespräch führen werden, vor dem Gespräch und damit vor der Kamerafahrt kennen zu lernen. Sie betonen, dass das wichtig sei. So könne ein Kontakt aufgebaut werden, der ermögliche, dass das „echte" Gespräch später harmonisch verlaufe. Das ist ein für die Krankenpflege typischer Einwand. Auch aus der Forschung wissen wir, dass Pflegende den Kontakt zu Patienten gerne „ganzheitlich" und „menschlich", also differenz- und auch konfliktfrei gestalten wollen. Die Auszubildenden machten sich zweitens Sorgen darüber, dass Schüler vom Gymnasium ein Gespräch mit einem Sterbenden gar nicht durchstehen könnten, während sie, aufgrund ihrer Ausbildung, ja schon Kontakt mit dem Tod und daher eine Haltung zur Endlichkeit entwickelt hätten. Die Tatsache, dass wir Auszubildende der Pflege angefragt haben, hatte für uns in der Tat den Vorteil, einen Ausbildungsberuf ansprechen zu können, der von sich aus dem Ansinnen nach Gesprächen mit Sterbenden vermutlich geneigter gegenüber steht als die Innung der Tischler. Daraus folgt aber nicht, dass Schüler quasi ungeeignet für das Projekt sind. Wir mussten erwartungsgemäß verdeutlichen, dass es in den Gesprächen nicht darum geht, dass die Auszubildenden in ihrer Rolle als Pflegende den sterbenden Menschen begegnen, sondern als Menschen! Als Menschen, die zwar, wie die meisten Menschen, eine berufliche Prägung haben, aber das Gespräch mit den anderen ohne professionellen Auftrag führen sollen. Das Gespräch soll kein Lehrgespräch, sondern ein existentiell-philosophisches werden!

---

| Ende Januar 2012. Abiturienten, ein Gymnasium in Herne. |

Ein großes Gymnasium, mehrere hundert Schüler. Große Pause, die Jüngeren spielen Fußball, die Älteren stehen in der Pausenhalle in kleineren Gruppen. In der Klasse warten 15 Schüler auf uns. Sie waren nicht sehr vorbereitet, lauschten aber interessiert. Die Fragen kamen spärlich und von wenigen. Die Schülerinnen sprachen mehr als die Schüler. Die Wortmeldungen waren vorsichtiger, tastender. Die Krankenpflegeschüler haben durch ihre Ausbildung eine Orientierung, innerhalb derer sie das Ansinnen an ein Gespräch mit Sterbenden einordnen können. Schüler, also Menschen, die noch mit ihren Eltern an ihrem ersten Wohnort nach der Geburt leben, sind demgegenüber offener. Der allgemeine und existentielle Charakter des Projekts offenbart sich ihnen zum Teil eher. „Das ist für nichts gut, aber für den Geist", sagte ein Schüler, ein junger Mann.

| Anfang Februar 2012.     Krankenpflegeschüler, ein Krankenhaus in Duisburg |

Wieder die Geduld der Pflegeschüler und -schülerinnen. Sie waren vorbereitet. Hörten konzentriert zu, fragten gezielt nach, zeigten Interesse, studierten das Infomaterial. In kurzer Zeit war das Projekt vorgestellt und deren Fragen beantwortet. „Dürfen wir auch noch anderen vom Projekt erzählen, um es zu verbreiten?" Besser geht es wohl nicht!

| Mitte Februar 2012. Studierende der Universität in Witten. |

Studenten meiner eigenen Universität. Viele Studierende der Humanmedizin, einige der Philosophie. Die Mischung ist dabei interessant. Während die Medizinstudenten das Projekt mit ihrem Studium in Verbindung brachten und, ähnlich manchen Gesundheits- und Krankenpflegeschülern, professionelles Kommunizieren mit Patienten in besonderen Situationen erlernen wollte, wiesen die Studierenden der Philosophie auf den existentiellen Charakter der Unternehmens hin: es gehe um eine Auseinandersetzung mit der Endlichkeit und um einen authentischen Dialog. Das sei „ganz grundlegend" und keine Frage vom Kompetenzen oder besonderen Fähigkeiten!

| Mitte Februar 2012. Abiturienten, ein Gymnasium in Recklinghausen |

Sehr junge Menschen. Sie lauschten der Projektvorstellung. Viele mit gesenktem Blick. Das sollte sich während der gesamten Präsentation nicht ändern. „Wer findet die Idee, ein Gespräch mit einem sterbenden Menschen zu führen, gut?" Die überwiegende Mehrzahl der Schüler schwieg. Unser Projekt stand eindeutig nicht auf ihrem Plan für den Juni des Jahres 2012, während auch noch die Fußballeuropameisterschaft stattfinden sollte. Aber es gibt immer wieder die jungen, forschen Schülerinnen, die Interesse zeigen, nachfragen und dem Thema gegenüber aufgeschlossen sind. Und es gibt unter den schweigenden jungen Männern den einen, der berichtet, dass sein Großvater gerade sterben würde und dass er, der Schüler, so oft es gehe mit seinem Opa spreche. „Der hat ein echtes Bedürfnis mit einem zu reden."

| März und April 2012. Zwei Gymnasien und eine Waldorfschule im Ruhrgebiet |

Es ist schwierig! Die Lehrer wollen uns nicht mit den Schülern sprechen lassen. Die Lehrer laden uns, die Verantwortlichen, auch nicht zum kritischen Gespräch ein. Sie wollen mit dem ganzen Projekt einfach nur nichts zu tun haben. Das sagen sie aber nicht offen. Sie schweigen einfach. Antworten nicht auf Emails, rufen nicht zurück. Nichts. Gar nichts!

Neben den Auftritten vor Schülern und anderen jungen Menschen setzten wir natürlich auch darauf, dass interessierte junge Menschen das Projekt auch von selbst finden würden. Seit der Auftaktveranstaltung im November 2011 arbeiteten Webdesigner in unserem Auftrag fieberhaft an der Onlineplattform, auf der sich Interessierte informieren und bewerben können. Ohne www. 30jungemenschen.de hätten wir schließlich nicht so viel Zuspruch gefunden!

**Online-Bewerbungsformular auf www.30jungemenschen.de**

Daten zum Lebenslauf / Persönliche Daten:

Vorname Nachname:

Straße Hausnummer:

Ortschaft PLZ:

Geburtsort Datum:

Vorname Vater Nachname Vater:

Vorname Mutter Nachname Mutter:

Geschwister:

Schulbildung:

Weitere Kenntnisse:

Formuliere bitte hier Deine Motivation für die Projektbeteiligung:

Berichte uns bitte hier über Deine bisherigen Erfahrungen mit dem Thema Sterben und Tod:

**„Ich möchte ein Gespräch mit einem sterbenden Menschen führen, weil ..."**

„Gut an diesem Projekt finde ich, dass es mit der Kamera festgehalten wird und nicht nur diejenigen die an dem Projekt teilnehmen Erfahrungen sammeln können, sondern auch andere Leute sehen können wie sich eine solche Situation entwickeln kann und was passiert wenn man tatsächlich mal was Falsches sagt zu einem sterbenden Menschen? Denn gerade davor hat man Angst bei den Sterbenden und somit kommt es oft überhaupt nicht zu einem Gespräch auf Station, es entsteht Unverständnis und eine ungemütliche Atmosphäre da der Patient sich nicht geborgen fühlt und seine letzte Phase im Leben zu einem sehr unangenehmen Teil werden kann, was ich schrecklich finde und versuchen will, als Examinierte Gesundheits- und Krankenpflegerin später auf der Station, wo ich arbeiten werde, eine schöne Atmosphäre zu schaffen für die Palliativpatienten und die nächsten Schüler darauf hinweisen kann, wie sie es versuchen könnten auf diese Person zugehen könnten." (Gesundheits- und Krankenpflegeschülerin, 2. Ausbildungsjahr, 19 Jahre)

„Als Kind hatte ich ziemlich viel Angst vor dem Tod und dem Sterben, zwischendurch beschleicht mich immer noch ein ungutes Gefühl, wenn ich daran denke. Diese Chance, sehe ich auch als persönliche Auseinandersetzung mit dem Sterben. Ich hoffe sehr, dass ich ein Teil von Ihrem Projekt sein darf und erwarte gespannt Ihre Antwort." (Gesundheits- und Krankenpflegerin, 2. Ausbildungsjahr, 23 Jahre)

„Das Projekt, ist meiner Meinung nach gut geeignet, anderen Menschen zu zeigen das auch sterbende Menschen sich mitteilen möchten." (Gesundheits- und Krankenpflegerin, 2. Ausbildungsjahr, 20 Jahre)

„Ich habe gemerkt, dass das ‚offene Sterben' meines Großvaters mir in meiner Entwicklung geholfen: bspw. durchaus auch mal den kleinen Dingen im Leben besondere Beachtung zu schenken. Genau aus diesem Grund möchte ich mich für das Projekt „Junge Menschen sprechen mit sterbenden Menschen und deren Angehörigen" bewerben. Der Tod betrifft uns alle und je früher man offen mit diesem Thema konfrontiert und es folglich nicht tabuisiert wird, fällt es nachher, wenn es soweit ist, leichter darüber zu reden." (Schülerin, 12. Klasse, 17 Jahre)

„Wir alle hoffen zwar, dass bis zu diesem Punkt noch unendlich viel Zeit ist, aber ich bin der Meinung, dass man sich darüber so früh wie möglich Gedanken machen sollte, und ich bin überzeugt davon, dass sich daraus die Möglichkeit eröffnet, sein Leben bewusster zu leben. Dies ist ein weiterer Grund, warum ich gerne Gespräche mit Sterbenden führen würde." (Schülerin, 11. Klasse, 17 Jahre)

„Meine persönliche Motivation mitzuwirken ist, dass ich selber in meinem Leben kaum mit dem Tod konfrontiert worden bin." (Studentin, 2. Semester, 21 Jahre)

„Ich möchte einen Menschen kennenlernen, der diesen letzten Weg geht, ich möchte sehen, welche Werte für ihn an Bedeutung gewinnen – werden Achtsamkeit, Liebe und Spiritualität zur Essenz seines Seins? Sieht er Dinge auf einmal anders oder fragt er sich, ob er der Mensch ist, der er sein möchte? Ist Vergebung für ihn ein zentrales Thema oder wird Liebe zum Mittelpunkt seines Lebens?" (Studentin der Medizin, 21 Jahre, 2. Semester)

„Um ehrlich zu sein geht es mir auch um die Erfahrung und die Akzeptanz meiner eigenen Grenzen. Damit meine ich nicht die Grenzen meiner Belastbarkeit sondern die Grenzen meines Lebens."
(Student der Wirtschaftswissenschaften, 28 Jahre, 4. Semester)

„Ich bin ein lebensfroher Mensch. Trotzdem fasziniert, ängstigt und überwältigt mich das Wissen um die Fragilität der menschlichen Existenz, meiner eigenen wie der meiner Mitmenschen. Der Tod sowie die Geburt als Grenzen des Fassbaren birgt zwar Schwindel, manchmal auch Angst, gleichzeitig jedoch auch ein intensives Erleben der eigenen Grenzen sowie Möglichkeiten, die mich intensiver am Leben teilnehmen lassen." (Studentin der Philosophie, 24 Jahre, 5. Semester)

„Ja ich möchte ein Gespräch mit einem sterbenden Menschen führen! Weil ich lebe. Weil ich irgendwann sterbe. Weil das gut so ist." (Studentin Business Economics, 21. Jahre, 2. Semester)

„Ich erhoffe mir, bedingt durch die besonderen Umstände, ein gutes Gespräch über das Leben. Über das bald endende Leben des Menschen, den ich vielleicht treffen werde. Und über mein Leben. Ich kann mir vorstellen, dass dieses Gespräch mir hilf auf dem Weg Richtung Selbstbestimmung und Freiheit. Also auf dem Weg, der zu werden, der ich bin." (Student Philosophie, Ökonomie, Politik, 21 Jahre, 2. Semester)

„Verstärkt wird mein Wunsch, einem Sterbenden zu begegnen, durch die Tatsache, dass ich schon einmal in meinem Leben eine Gelegenheit, einen Menschen während seiner letzten Tage und Stunden zu begleiten, verpasst habe: Vor vier Jahren ist mein Vater an Krebs gestorben." (Studentin Humanmedizin, 21 Jahre, 1. Semester)


## Kleinere Schwierigkeiten

Wenn wir erst vor den jungen Menschen in Schulen oder Ausbildungsbetrieben standen und unsere Idee von der Gesprächen verdeutlichten, konnten wir meist an den Gesichtern und Fragen unserer Zuhörer schon ersehen, wer sich wohl später ernsthaft bewerben würde. Schwierigkeiten ergaben sich demgegenüber in den Versuchen, überhaupt verlässliche Gatekeeper, die uns einen Kontakt zu jungen Menschen ermöglichen, zu finden.

Während sich Krankenpflegeschulen als gute Kooperationspartner erwiesen, bauten allgemeinbildende Schulen (Gymnasien, Gesamtschulen) und deren Lehrer unerwartete Hürden auf. Es war schwierig, Lehrer zu finden, die sich für das Projekt begeisterten. Manche haben es bei einer Interessensbekundung belassen. „Gute Idee!". Wieder andere sagten zu, Kontakte zu Schülern in der Schule herzustellen und meldeten sich dann aber nie wieder. Emails wurden nicht beantwortet, Versprechen am Telefon nicht eingehalten. „Ja, ich melde mich, wenn ich morgen in der Klasse gewesen bin." Das wars!

Auf Umwegen erfuhren wir durch die wenigen wirklich kooperativen Lehrer, was das zu bedeuten hatte. Ein Deutschlehrer war zunächst von der Idee begeistert, weil er das Thema Tod und Sterben gerade im Unterricht behandelte. Er beriet sich darüber mit dem Philosophielehrer, der zu bedenken gab, dass unklar wäre, ob ein Gespräch mit einem Sterbenden in das Schulcurriculum passen würde. Der Erdkundelehrer warnte zusätzlich: „Und wenn da was passiert? Dann sind nachher wir dran!" So ging das gesamte Anliegen in die Endlosschleife. Schweigen und Entscheidungsschwäche herrschten vor. Lehrer mögen innerhalb der Schule gut agieren, in der Auseinandersetzung mit der außerschulischen Welt bestehen jedoch Verbesserungsmöglichkeiten. Hier bietet es sich geradezu an, dem alten Spruch von Seneca eine neue Variante hinzuzufügen: Schüler müssen heute fürs Leben lernen, aber Lehrer unterrichten nur für die Schule!

Die wenigen kooperativen Lehrer, denen unser Dank gilt, vertreten die Ansicht, dass Schule nicht nur mit dem Absitzen von Stunden in einem Gebäude zu tun hat, sondern auch die Persönlichkeitsentwicklung umfasst, zu der ein Gespräch mit einem sterbenden Menschen durchaus etwas beitragen könne. Humboldt lebt immer noch!

## 10 Teammitglieder und …

Als Christan Schulz und ich im Herbst 2010 das Projekt anschoben, dachten wir sofort über Dinge nach, die wichtig werden würden und es auch wurden. Andere Überlegungen, etwa parallel einen zweiten Film zu drehen, der ein making-of dokumentieren sollte, wurden fallen gelassen, weil es zu unrealistisch war. An die Tatsache, dass das schließlich zur Realisierung stehende Unternehmen nur als Teamwork möglich sein würde, hatten wir anfangs gar nicht recht gedacht. Dass die Schubkraft der beiden Ideengeber nur für den Start ausreichen sollte, merkten wir dann doch bald. Am Ende des Sommers 2011 stand fest, wer die 10 Teammitglieder waren, die das Projekt verantwortlich durchführen sollten.

| Prof. Martin W. Schnell | Philosoph | Koordinator des Gesamtprojektes und Leiter des Teilprojekts an der Universität in Witten |
|---|---|---|
| Dr. Christian Schulz | Palliativmediziner | Leiter des Teilprojekts am Universitätsklinikum in Düsseldorf |
| Andy Schütz | Pflegewissenschaftler | zuständig für die wissenschaftliche Begleitforschung |
| Christine Dunger | Pflegewissenschaftlerin | zuständig für die wissenschaftliche Begleitforschung und die Veranstaltungsorganisation |
| Gesa Schatte | Psychologin | Koordination der Bewerbungen der jungen Menschen |
| Margit Schröers | Psychologin | Betreuung der jungen Menschen und der sterbenden Menschen |
| Eva Rudolph | Webdesignerin | Erstellung und Wartung der Homepage, social media Aufbau |
| Tim Gontrum | Student der Filmwissenschaften | Kamera |
| Kerim Kortell | Student der Kulturwissenschaften | Ton |
| Florian Jaeger | Student der Kulturwissenschaften | Filmschnitt |

Dieses Team traf sich am 12. März 2012 in Düsseldorf zu seiner konstituierenden Sitzung. Die Mitglieder lernten sich kennen, zum Teil war es ihre jeweilige Erstbegegnung, alle stellten kurz ihren Aufgabenbereich im Projekt vor und erfuhren, wie die Planung für die kommenden Monate aussehen würde.

Das Team wurde nach dem alten Grundsatz, dass das Ganze mehr als die Summe der Teile sein solle, zusammengestellt. Aber auf die Teile kommt es auch an! Unser Team zeichnet sich dadurch aus, dass es ausgeglichen besetzt ist. Es gibt, wie gesagt, zwei Ideengeber, die das Ganze erdacht und gestartet haben und während der Fahrt gedanklich immer 2 bis 3 Monate vorausplanen. Dann gibt es Allgemeinmitarbeiter, die auch das Ganze im Blick haben und sein Fortkommen realisieren durch die Planung von Sitzungen und anderen Zusammenkünften. Es müssen dazu Räume gebucht, Einladungen verschickt, das Catering bestellt, das

Film- und Fototeam informiert, Beamer und Computer angeschlossen werden. Die Tagesordnung ist rechtzeitig zu verschicken, die Referenten sollten vorher wissen, was sie zu sagen haben. Und wenn das Ganze nicht klappt, weil irgendein Detail ausfällt, schauen die Anwesenden gern auf die Allgemeinmitarbeiter und warten auf deren Ersatzplan. „Und was machen wir jetzt?"

Die Spezialmitarbeiter wissen ums Ganze, sehen aber auf ihren Bereich. Der Film muss geschnitten werden, der Fragebogen entworfen, die social media Strategie für den Auftritt auf Facebook vorentworfen. Dafür gibt es sie, die Spezialisten fürs Besondere!

Am 12. März saßen nun alle an einem Tisch. Jeder wusste von nun an, was von ihm erwartet wird. Unsere Fotografin, Nicole Kesting, fertigte abschließend Aufnahmen vom Team und jedem einzelnen Mitglied an.

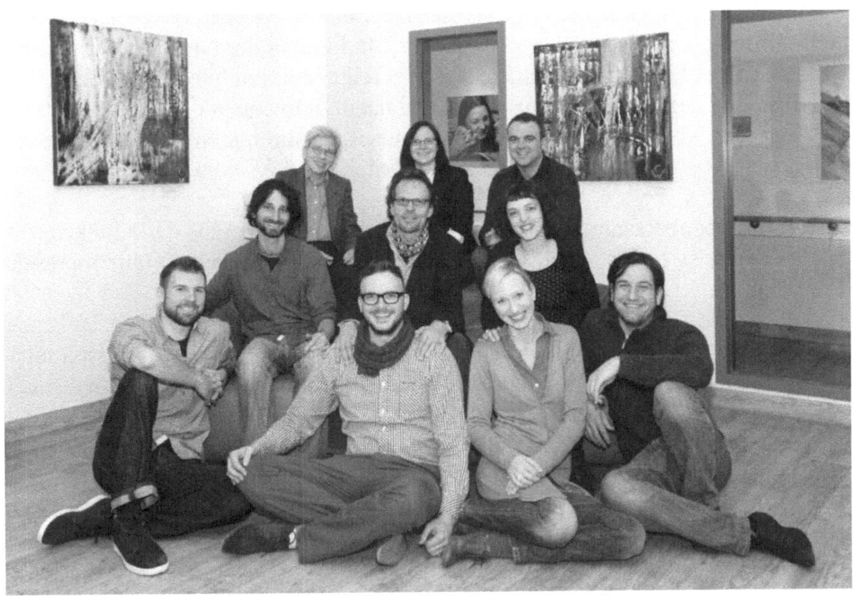

*Abbildung 1:*    Das Projekt-Team

Am Ende der Sitzung wusste jedes Teammitglied, was es zu tun hatte!

### ... 30 junge Menschen

Erste wirklich schwierige Entscheidungen standen nach Ostern 2102 an. Es ging darum, die zumeist online eingegangenen Bewerbungen zu sichten. 64 an der Zahl lagen bis dahin vor. Gesa Schatte, die wissenschaftliche Mitarbeiterin im Projektteil in Düsseldorf, hatte die Bewerbungen vorbildlich verwaltet und auch mit den Kandidaten Telefoninterviews geführt, um zusätzliche Eindrücke gewinnen zu können.

Am Freitag, den 13. April – ausgerechnet?! – traf sich das Auswahlkomitee im Witten. Zu ihm gehörten Christian Schulz, Gesa Schatte, Eva Rudolph (Düsseldorf), Christiane Dunger, Andy Schütz, Margit Schröer, Martin W. Schnell (Witten).

Es ging um eine erste Sichtung, an deren Ende jede Bewerbung eine Klassifikation erhalten haben sollte. „A" als Zeichen der Akzeptanz, „B" als Kennzeichnung für mögliche Nachrücker und „C" als Markierung der Nichtakzeptanz. Eine wirkliche Entscheidung über eine definitive Teilnahme erfolgte damit noch nicht, lediglich eine Festlegung, wer als „C"-Kandidat definitiv nicht dabei sein würde.

Bei der Verteilung des letztlich zumeist einstimmigen „A-B-C"-Votums achtete das Auswahlkomitee auf folgende Kriterien:

- 1. Gruppenzugehörigkeit! (= Ist es der 14te Bewerber aus der Krankenpflege oder ist es ein 17jähriger Schüler und die Schüler ggf. unterrepräsentiert?),
- 2. Standort! (= Ist der Kandidat der 8te Bewerber aus derselben Universitätsfakultät oder kommt er aus einem Sektor, den nur er vertritt? Bsp.: nicht Medizin, Pflege oder Religion, sondern: Wirtschaft, Handel, Journalismus, usw.),
- 3. Motivation! (= Warum möchte der Kandidat das Gespräch führen? Gibt es Aspekte von Authentizität in seiner Bewerbung? Wie stark reproduziert er die Sicht eines bestimmten Milieus? Medizinstudent: will ein guter Arzt werden etc.)
- 4. Nachhaltigkeit! (= Wir können nur negativ fragen: gibt es Anzeichen dafür, dass der Kandidat mittendrin abspringen könnte?)
- 5. Diversity! (= Hat der Kandidat zufällig irgendeine unvergleichliche Eigenart, die ihn besonders interessant macht?)
- 6. Eindruck aus dem Telefoninterview.

Die Kompetenz, sich vor einer Kamera bewegen zu können, spielte bei der Auswahl keine Rolle, da diese bei der Gewichtung einer schriftlichen Bewerbung nicht bewertet werden konnte. Die Darstellungsfähigkeit würde aber zu einem späteren Zeitpunkt wichtig werden.

Wer möglichst vielen der Kriterien entsprach, wurde zum „A"-Kandidaten. Eine „C"-Klassifikation erhielten Bewerber, die nicht in der Lage waren, ihre Motivation deutlich zu machen oder die eine Teilnahme lediglich als berufliche Weiterbildung betrachteten und damit den philosophisch-existentiellen Charakter des Projekts verfehlten. Ausgeschieden sind darüber hinaus alle Bewerber, deren Unterlagen unvollständig waren und die vereinbarte Telefontermin verpasst hatten.

Komplizierter lag Fall bei vulnerablen Bewerbern. Ein 18jähriger Schüler war mit einem Herzfehler zur Welt gekommen und hatte bisher 20 Operationen überlebt. Als Teilnehmer wäre er für uns durchaus interessant, zu bedenken waren allerdings weitere Dinge. Was bezweckte er mit seiner Bewerbung? Suchte er Verständnis für seine Situation? Benötigte er nicht eher psychologische Unterstützung als den Auftritt in einem Kinofilm? Würde er in das Gruppengefüge der „30 jungen Menschen" positiv hineinpassen?

Margit Schröer, unsere Psychologin im Team, wurde gebeten, mit dem Schüler und anderen Kandidaten, deren Situation ähnlich lag, noch einmal zu sprechen, um uns Klarheit zu verschaffen. Am 15. Mai 2012 endete die Bewerbungsfrist dann formell. Aus den „A"-Kandidaten der ersten Sichtung und den seitdem noch eingegangenen Bewerbungen wurden dann die „30jungen Menschen", die die Gespräche führen würden, ausgewählt und benachrichtigt. Alle anderen Bewerber erhielten ein wohlwollendes und wertschätzendes Ablehnungsschreiben.

Sobald die Auswahl getroffen war, riefen Christian Schulz und ich die 30 an. Freude und eine gewisse Sprachlosigkeit war eine durchgängige Reaktion!

Von unseren 30 ausgewählten Kandidaten waren 23 weiblich und 7 männlich. Diese Tendenz spiegelt in etwa das Faktum wider, dass das Thema insgesamt eher für junge Frauen im Alterssegment von 17 bis 25 Jahre interessant ist. Aus Forschungen zu Pubertät und Entwicklungspsychologie ist bekannt, dass Frauen in diesem Alter häufig einen größeren Schritt in Richtung der Erwachsenenwelt zurücklegen als junge Männer im gleichen Alter, die für abstrakte Themen wie Tod und Sterben kein größeres Interesse aufbringen.


## Die Presse


Durch die Präsentationen des Projekts im Internet und auf Facebook wurde allmählich auch die Öffentlichkeit aufmerksam. Es gab speziell von der Presse merkwürdige Anfragen. Eine sog. Sterbehilfeorganisation bat uns um Kooperation. So sehr konnte dich wohl niemand missverstehen!! Vermutlich handelt es sich um eine Strategie. Wer zurückschreibt, hat verloren und wird als Befürworter von Sterbehilfe geführt. Vorsicht!

Regionalzeitungen in Nordrhein-Westfalen und im Ruhrgebiet baten um Interviews und um Fototermine. Gedruckt wurde aber nichts. Freiberufliche Reporter werden zu Terminen geschickt, die machen Fotos und führen ein Gespräch, bereiten alles auf, senden es dem Redakteur und der entscheidet kurzfristig, ob er es bringen will oder nicht.

Im Laufe der Wochen ändert sich das Bild. Immerhin wurden kleinere Artikel gedruckt. „Vom Projekt zum Kinofilm". Später erfolgten Sendungen im Radio und Berichte im Fernsehen, die jungen Menschen wurden interviewt, das gesamte Projekt ist bis zuletzt auf Facebook beobachtet worden.

## Das Kennenlernen am 24. Mai 2012

Unter Gegenwart der Presse sollte eine Party im Witten zum Auftakt alle am Projekt Beteiligten einander bekannt machen. Das Projektteam, das Kamerateam und die 30 jungen Menschen, zum Teil mit einem Elternteil, trafen sich. Neugier herrschte vor! Aha, hinter der Website, den Emails, den Facebooknotizen verbergen sich also diese Leute. Umgekehrt: 30 junge Menschen ist ein abstrakter Begriff, der die Sache kaum trifft. Die jungen Menschen selbst sehen sich als Individuen! Sie kommen von Nord oder Süd, sind Schüler oder Auszubildende.

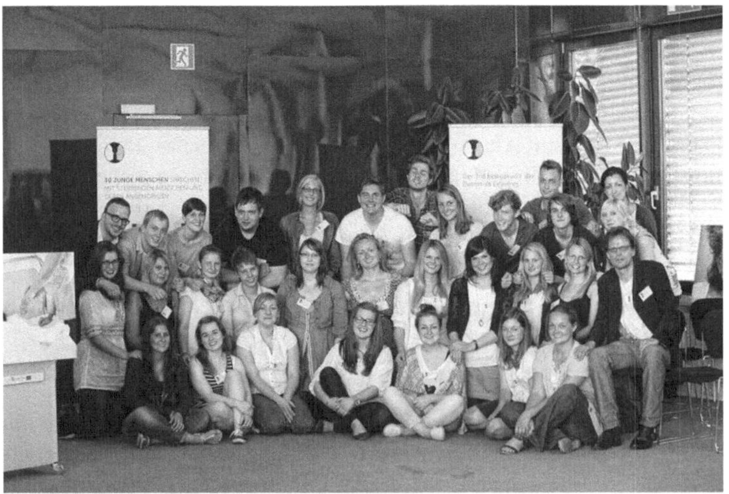

*Abbildung 2:*    Die 30 jungen Menschen mit den Projektleitern

„Die Vorlaufzeit des Projekts reicht auf das Jahr 2010 zurück. Im Herbst 2011 starteten die konkreten Vorbereitungen: Mitarbeiter wurden eingestellt, Homepage und social media-Auftritt eingerichtet, das Medienprojekt Wuppertal ist als Kooperationspartner gewonnen worden. Die Bewerbungsphase startete Anfang 2012 und endete am 15. Mai. Am selben Tag haben wir Sie über Ihre Nominierung informiert. Fast alle sind erfreut und auch ein wenig sprachlos gewesen. Ich bin dabei! – Und heute sind wir es! Sie sind da! Es gibt also wirklich 30 junge Menschen, die mit uns das Projekt angehen und es dadurch zur ihrer Sache machen wollen. Nun sind wir erfreut und ein auch ein wenig sprachlos." (Aus der Begrüßungsansprache)

Ein Höhepunkt der Auftaktveranstaltung war die Videobotschaft einer Patientin von der Palliativstation in Düsseldorf. Die Dame betonte, sich auf die Gespräche mit den jungen Menschen zu freuen. Sie wirkte dabei sehr einladend. Für viele der anwesenden jungen Menschen bedeutete das den ersten Kontakt – wenn auch per Video – mit einem sterbenden Menschen. „Die Frau sieht eigentlich ganz normal aus." Es war uns wichtig, die Hemmschwelle zu den Gesprächen für die jungen Menschen durch die „Anwesenheit" der Patienten zu senken. Und – erstmals traten nun nicht mehr nur die jungen Menschen in unserem Projekt auf, sondern auch deren Partner: die sterbenden Menschen!

Nachbemerkung: Die Dame war zur Zeit der Videobotschaft bereit, sich mit den 30 jungen Menschen am 01. Juni im Rahmen eines Plenumsgesprächs zu unterhalten. Als wir am 01. Juni die Palliativstation betraten, lag die Dame im Sterben. Innerhalb der drei Tage zuvor hatte sich, durchaus wider Erwarten, ihr Zustand verschlechtert. Die Videobotschaft, die nur den Auftakt zu einem Kontakt mit jungen Menschen hätte sein sollen, war der Kontakt selbst.

Die sterbende Dame wurde von ihrem Ehemann begleitet. Er unterstütze unser Projekt ebenso wie seine Frau. Daher erklärte er sich bereit, an dem Plenumsgespräch teilzunehmen, um seine Sicht der Dinge und die seiner Frau – beide waren in der Situation quasi ununterscheidbar – den 30 gebannt und beklommen lauschenden Zuhörern zu schildern. „Das hat uns der Sache ein ganzes Stück näher gebracht." (eine Teilnehmerin, 21 Jahre)

Am 03. Juni 2012 gegen 6:22 Uhr – während des Workshops, auf dem die 30 jungen Menschen sich auf die Gespräche mit sterbenden vorbereiteten – verstarb die Dame, schmerzlos und hoffentlich friedlich.


**Workshop 1. - 3. Juni 2012**

An diesem Wochenende im Juni ging es für die jungen Menschen los. Es wurde ernst! Die 30 hatten ein Programm vor sich, das sie auf die bevorstehenden Gespräche vorbereiten sollte. In der *Oase*, dem Studentenhaus auf den Campus der Heinrich-Heine Universität in Düsseldorf, präsentierten wir das dreiteilige Programm des Workshops: *Wissen – Fertigkeiten – Haltung*! Diese drei Komponenten sollten gemeinsam erarbeitet werden.

*Wissen*: Welche Fakten sollten junge Menschen über Tod und Sterben in Deutschland im Jahre 2012 kennen? *Fertigkeiten*: Wie können junge Menschen ein Gespräch vor einer Kamera führen? *Haltung*: Wie steht ein junger Mensch der Tatsache gegenüber, dass er selbst eines Tages sterben wird?

Die gemeinsame Erarbeitung dieser drei Komponenten soll dazu führen, dass die jungen Menschen für die anstehenden Gespräche gut vorbereitet sind und auch von sich aus etwas zu sagen haben. „Wie wäre es, wenn Sie von Ihrem Gesprächspartner zuerst befragt werden würden? Was würden Sie als junger Mensch dann antworten?"

**Sterben in Deutschland heute:**
**Wissen**

Am Anfang stand die bekannte Geschichte vom Bauern.

Ein alter Bauer fällt beim Versuch, den Heuboden zu erreichen von der Leiter. Er ist sehr schwer verletzt. Er wird ins Haus gebracht und der Arzt geholt. Es ist nichts mehr zu machen. Rasch ordnet der Bauer seine Angelegenheiten und stirbt im Kreis seiner Familie. – So oder so ähnlich wünschen Menschen zu sterben: schnell, ohne Leid, mitten in einem aktiven Leben.

Die meisten Menschen wünschen einen plötzlichen und unerwarteten Tod, aber nur in weniger als 5% ist das der Fall. 50-60% der Sterbenden durchleben einen mittelschnellen Tod nach fortschreitender Krankheit bei einer im Wesentlichen optimalen Versorgung. 40% und zukünftig mehr Menschen durchleben aber einen langsamen Tod nach durchschnittlich zehn Jahren der Erkrankung an Demenz.

Jährlich sterben in Deutschland 850.000 Menschen (Tendenz steigend). Das Sterben ist häufig in einen Prozess eingebettet: ein Mensch wird nicht aus dem Leben gerissen, sondern er geht auf sein Ende zu. Das Sterben ist zudem nicht nur ein natürlicher Prozess des Absterbens von Körperzellen, sondern auch ein technischer Vorgang, wenn es im Krankenhaus oder unter medizinischer Begleitung stattfindet.

Sobald ein Patient nicht mehr selbstständig atmen kann, besteht die Möglichkeit einer künstlichen Beatmung (seit 1952). Bei Organversagen kann eine Organtransplantation in Frage kommen (seit 1954). Wenn das Herz eines Patienten still steht, dann könnte eine Defibrillation helfen (seit 1957).

Wenn ein Patient nicht mehr selbstständig essen und trinken kann, wird er künstlich über eine Sonde ernährt (seit den 60er Jahren).

Das Sterben eines Menschen verläuft sehr häufig als Prozess. Wenn eine Körperfunktion ausfällt, ist sie nicht einfach „erloschen", sondern wird – wenn möglich – durch intensivmedizinische Technik „ersetzt". Das Lebensende, das im Sterben mündet, verbraucht Zeit und verlangt nach Betreuung, Behandlung und Begleitung.

Die meisten Menschen möchten zu Hause sterben, was aber nur in 25-30% der Fälle eintritt. Im Krankenhaus versterben hingegen 42-43% der Menschen, im Altenheim 20-25% (steigend), im Hospiz und auf Palliativstationen insgesamt nicht mehr als 4% und an anderen Orten (z.B. im Krankenwagen) ca. 4%.

Wenn es Menschen gibt, die sich um Sterbende kümmern, wenn also ein Patient nicht unbegleitet stirbt, dann besorgen dieses Angehörige und niedergelassene Hausärzte. Sie sind an 90% der Sterbebegleitungen beteiligt. Hinzu treten in Einzelfällen professionelle Versorger (ambulante Pflege, Palliativstationen, Hospize).

Menschen am Lebensende haben bestimmte Bedürfnisse. Vor allem solche nach Zuwendung und Kommunikation. Weiterhin sind medizinische Therapien gegen körperliche Symptome (Atemnot, Übelkeit, Erbrechen usw.) und gegen psychische Symptome (Verwirrtheit, Depression usw.) wichtig, wie auch eine angemessene Schmerzbehandlung.

Die Ärztin Elisabeth Kübler-Ross führte in den 60er Jahren Interviews mit unheilbar kranken Menschen. In den Gesprächen konnten die Betroffenen über ihre Gefühle und Gedanken zu Tod und Sterben sprechen. Die Resonanz der Patienten war sehr positiv. Elisabeth Kübler-Ross zeigte, dass das Lebensende nicht in dunkle Räume weggesperrt werden soll. Im Ausgang von Elisabeth Kübler-Ross rechnet man heute damit, dass Menschen am Lebensende ein Kommunikations- und Informationsbedürfnis haben.

Sterbende Menschen sind Menschen und Bürger! Es gibt keinen Grund, sie wie Randfiguren der Gesellschaft zu behandeln. Dennoch zeichnet sich die Begegnung mit einem sterbenden Menschen durch einige Besonderheiten aus.

Jemand begrüßt einen Freund: „Na, wie geht's denn so? Bald kommt der Sommer." Diese Sätze haben für jemanden, der aktuell mit der Endlichkeit seines Lebens vor Augen lebt eine andere Bedeutung als für jemanden, dem es gut geht und der den Sommer auch erleben wird. Christian Schulz und ich bezeichnen diese strukturelle Komponente als *Diversität am Lebensende* (Schnell/Schulz 2014, Kap. 3).

Diversität ist die Asymmetrie zwischen dem weiterlebenden Gesprächspartner und dem Menschen an dessen Lebensende. Diese Diversität ist kein Hinderungsgrund eines Gespräches mit einem sterbenden Menschen, sondern eine Bedingung, unter der das Gespräch stattfindet!

Für einen jungen Menschen eröffnet ein Gespräch mit einem Sterbenden die Möglichkeit zur Auseinandersetzung mit der Endlichkeit des Lebens, es bietet einen Anstoß zum Nachdenken über die Gestaltung des Lebens, es ermöglicht schließlich eine erfahrungsbasierte Einstellung zum Leben und zum Tod. Darin besteht das Ziel unseres Diskursprojektes!

Vor der Kamera:
Fertigkeiten

Die Mitwirkung in einem Kinofilm halten junge Menschen für attraktiv. Aber das Verhalten vor einer Kamera ist deshalb noch nicht selbstverständlich. Im Unterschied zu Auftritten in Castingshows, in denen Teenager heute vielfach auftreten, geht es darum, authentisch zu sein. Das ist aber keineswegs immer einfach! Gerade im Hinblick auf das Thema, Gespräche mit Sterbenden, geht es zur Erlangung einer authentischen Einstellung darum, die Anwesenheit einer Kamera zu realisieren und dieses zugleich zu vergessen.

Als Übung vor einer Kamera führten die jungen Leute jeweils innerhalb von ca. 10 Minuten einen Dialog über die Frage „Was ist für mich ein gutes Gespräch?" Während des Gesprächs vergaßen alle, dass das Gespräch aufgezeichnet wird. Im Feedback nach dem Gespräch wurde mit jedem sein Gesprächsverhalten nach verschiedenen Kriterien evaluiert:

- Atmung,
- Stimmlage,
- Lautstärke,
- Umgang mit Nervosität/Unsicherheit,
- Umgang mit Pausen,
- Körpersprache,
- Ichbotschaften,
- Eingehen auf den Anderen,
- Augenkontakt.

Die jungen Menschen nahmen aus der Übung die Aufgabe mit, zu lernen, sich selbst im Lichte dieser Kriterien betrachten und zu überlegen, wie sie ihr Selbstbewusstsein im Dialogverhalten weiter entwickeln können.

Kommunikation mit Sterbenden:
Haltung

Die Authentizität, sich der Kamera im Gespräch bewegen zu können, beinhaltet nicht nur das wissende Nichtwissen um die Anwesenheit einer Kamera, sondern auch, dass man im Gespräch mit einem Menschen am Lebensende etwas zu sagen hat! Dazu ist man nur in der Lage, wenn man eine Haltung ausgebildet hat. Eine Haltung gegenüber der Tatsache, dass man, dass ich, dass jeder eines Tages sterben muss, weil das Leben endlich ist. Zu diesem Zwecke mussten sich die Teilnehmer selbst kennen lernen. *Tua res agitur!* Es bedurfte erheblichen Mutes von kaum volljährigen Menschen, mit ihrem Innenleben in Kontakt zu treten und ein durchaus „schweres" Thema in einer Gruppe Gleichgesinnter zu bearbeiten.

Den Auftakt bildete eine Gesprächsrunde, in der jeder die Frage zu beantworten hatte: *Warum hast Du Dich bei dem Projekt „30 junge Menschen sprechen mit sterbenden Menschen ..."* beworben? Bei allen Teilnehmern zeigte sich, dass sich deren Motivation im Dreieck von biographischen Vorerfahrungen (Sterben von Angehörigen), aktuellen Interessen (Beruf, Studium) und einem Interesse an menschlichen Angelegenheiten im Allgemeinen (Leben, Sterben ....) erstreckte.

Nach diesem Auftakt wurden zwei Übungen durchgeführt und dabei jeweils über eine zentrale Dimension diskutiert.

Übung 1: *Was ist gutes Sterben?*
a)   *Aus Sicht des Patienten:*
-    Zentrale Dimension: Ein sterbender Mensch möchte Objekt der Fürsorge durch Andere sein und sich zugleich bis zum eigenen Ende um Andere sorgen.
b)   *Aus Sicht der Angehörigen:*
-    Zentrale Dimension: Angehörige möchten, dass der sterbende Mensch selbstbestimmt, ohne Schmerzen, gehen kann und dass sie selbst, die Angehörigen, den sterbenden Menschen begleiten können, von den Heilberuflern einbezogen werden und Entlastung erfahren.
c)   *Aus Sicht der Heilberufler (Ärzte, Pflegende, ...):*
-    Zentrale Dimension: Heilberufler wollen Verantwortung in der Begleitung des Patienten am Lebensende übernehmen und zugleich auf die dafür notwendigen Ressourcen (Zeit, Güter, ...) zurückgreifen können.

Übung 2: Zum Abschluss sollte jeder Teilnehmer individuell, ohne mit den anderen zu sprechen, seinen eigenen Nachruf auf sich selbst verfassen oder doch zumindest Elemente desselben. Den Nachruf sollen die Teilnehmer still verfassen und nicht öffentlich präsentieren.

****

„Während des Workshops habe ich euch alle ganz anders kennen gelernt. Normalerweise lernt man sich über ein oberflächliches Gespräch kennen. Hier haben wir zuerst Inneres und Ernstes übereinander erfahren. Was eure Hobbys sind, weiß ich gar nicht." (Schüler, 17 Jahre) „Der Workshop war toll. Ich fühle mich nun gut vorbereitet auf ein Gespräch mit einem Sterbenden." (Studentin, 20 Jahre)

## 30 jungen Menschen sprechen nun mit sterbenden Menschen

Die Einbeziehung der Patienten war schwieriger als erwartet! Es waren genug Patienten bereit, mit den jungen Leuten zu sprechen, aber bei einigen verschlechterte sich der Zustand am Tag des geplanten Gespräches. Außerdem äußerten Angehörige anderer Patienten Bedenken. „Meine Mutter soll in einem Kinofilm mitwirken? Oder ist das eine RTL Reportage?"

Es konnten Probanden auch von anderen Bereichen als nur von der Palliativstation gewonnen werden. Zu einem aus der konsiliarischen Betreuung des Universitätskrankenhauses und dann aus dem vom Susanne Hirsmüller in Düsseldorf geleiteten Hospiz. Außerdem bezogen wir Angehörige von Patienten bzw. Bewohnern stärker ein als wir es bis dahin wollten. So ergab der Titel den Gesamtprojekts „30 jungen Menschen sprechen mit sterbenden Menschen und deren Angehörigen" doch wieder einen Sinn.

Am Montag, den 11. Juni 2012 fand das erste Gespräch zwischen einem jungen Menschen, einem sterbenden Menschen und dessen Angehörigen statt!

> Auf der Palliativstation. – Der Patient beschrieb den jungen Menschen nach dem Gespräch als zugewandt, wortgewandt, er habe gut zugehört, sei freundlich. Es sei ein gutes Gespräch gewesen. Der junge Mensch war zufrieden, hat das Gespräch selbst auch als gut wahrgenommen. Der Frage nach dem Sterben sei der Patient ausgewichen, er habe ihm aber an anderer Stelle gesagt, dass er bereit wäre zu gehen.
> (Aus den Feldnotizen von Margit Schröer.)

Es folgten weitere Gespräche zwischen anderen Patienten (Palliativstation) oder Bewohnern (Hospiz) und den 29 anderen jungen Menschen.

Der Mann der Patientin wollte auch unbedingt mit dem jungen Menschen sprechen. Ich habe ihn vorsichtig gefragt, ob er bereit sei, mit beiden (Patientin und ihrem Ehemann) nacheinander zu sprechen. Er war offen und interessiert. Die Patientin war nach ca. 15 min müde, konnte nicht mehr sitzen, wollte unbedingt sofort in ihr Bett. Sie sagt, es sei ein schönes Gespräch mit einem netten jungen Mann gewesen. Der Ehemann hat danach noch mit dem jungen Menschen gesprochen. Der junge Mensch fand das Gespräch gut. Ein interessanter Austausch.
(Aus den Feldnotizen von Margit Schröer.)

Im Hospiz. – Der junge Mensch hatte ein gutes Gespräch (etwas über 30 min) mit dem Bewohner und anschließend noch mit seiner Schwester. Der junge Mensch wurde als einfühlend und ruhig vom Bewohner beschrieben. Nach den Filmaufnahmen hat sich der junge Mensch nochmals länger mit dem Bewohner ausgetauscht. Beide haben auch einen Draht zueinander gefunden.

Auf der Palliativstation. – Der junge Mensch war gespannt, aber sehr ruhig. Es muss ein wunderbares Gespräch mit dem Patienten gewesen sein. Beide waren sehr berührt vom Gegenüber. Der Patient betonte, dass sich zwei Lebensgeschichten berührt hätten, es sei ein echtes Gespräch zwischen ihnen gewesen, was viel angesprochen hätte. Beide hatten Tränen ob dieser Begegnung in den Augen. Sie wollen wohl Telefonkontakt halten.

Im Krankenhaus. – Der junge Mensch kam etwas schockiert vom sehr kurzen Gespräch mit dem Angehörigen zurück, da er extrem einsilbig gewesen sei. Fragen habe er mit einem Satz beantwortet, dann sei nichts mehr von ihm gekommen, ab und zu mal „scheiße". Mit der Patientin scheint es ähnlich verlaufen zu sein. Der junge Mensch kehrte nach kurzer Zeit irritiert und enttäuscht zurück.
(In einem anschließenden Gespräch mit der Psychologin wurde versucht, diese Erfahrung aufzufangen.)

Im Hospiz. – Der junge Mensch hatte sich Gedanken gemacht, was er fragen wollte. Nach dem Gespräch sagte er, dass sich alles irgendwie ergeben hätte. Sie hätten gut miteinander sprechen können, nichts wurde ausgeklammert oder vermieden, auch übers Sterben haben sie gesprochen. Es war ein längerer Austausch und hätte ihm viel zum weiteren Nachdenken gegeben. Auch die Patientin äußerte sich lobend über den jungen Menschen, er sei ein netter, angenehmer und einfühlsamer Gesprächspartner gewesen. Sie hätten sich gut austauschen können.

Auf der Palliativstation. – Ein junger Mensch ist bereit zum Gespräch, aber die Patientin ist noch verhindert. Der junge Mensch ist kurzzeitig irritiert. Er war auf den Moment des Eintretens in das Patientenzimmer vorbereitet. Und … nein, jetzt noch nicht! Der junge Mensch geht nach draußen auf den Platz vor der Station, die im Erdgeschoss liegt. Draußen stehen Stühle und Tische. Auf den Tischen leere Marmeladengläser, die halb voll erstickter Zigarettenkippen sind. Neben den Tischen befinden sich in einigem Abstand voneinander zwei Betten. In ihnen liegen jeweils Patienten der Palliativstation. Sie schnappen dort frische Luft. An der Szenerie vorbei eilen Klinikangestellte in das nahe gelegene Lebertransplantationszentrum. Fast Medicine dort, slow medicine hier!
Der junge Mensch bahnt sich einen Kreuzgang an den Tischen, Betten und umhergehenden Personen vorbei. Er geht mit leicht gesenktem Kopf und bewegt stumm die Lippen. Er will konzentriert bleiben. Wann ist die Patientin wohl zum Gespräch bereit?

In einer Wohnung. – Während der junge Mensch mit der Patientin sprach, unterhielt sich Margit Schröer (Psychologin) mit dem Ehemann und der Tochter auf dem Balkon über das, was sie bewegte. In der Wohnung flossen Tränen, auf dem Balkon auch. Mann und Tochter ist es wichtig, die Mutter selbst zu pflegen.
Der junge Mensch war nach dem Gespräch „völlig leer". Seine Mutter wartete draußen, um mit ihm „etwas Schönes" zu unternehmen.
(Aus den Feldnotizen von Margit Schröer.)

Am Telefon. – „Guten Morgen." „Guten Morgen, ich habe heute mein Gespräch und freu mich drauf. Zuerst konnte ich gestern nicht einschlafen, aber dann wurde mir klar, dass es ein gutes Gespräch werden wird." „Das hört sich wunderbar an. Leider muss ich Dir aber mitteilen, dass Dein Gespräch heute nicht stattfinden kann. Die Patientin, die sich mit Dir unterhalten wollte, ist heute Nacht verstorben." „Oh, …"

Per Email. – „Lieber junger Mensch, ich möchte Dich darüber informieren, dass der Patient, mit dem Du in der vorletzten Woche gesprochen hast, heute verstorben ist, ohne Schmerzen und im Beisein seiner Frau."

Auf der Palliativstation. – Der junge Mensch war nach dem Gespräch etwas enttäuscht, da er seinen Gesprächspartner nicht als offen ihm gegenüber erlebt hat. Dieses fehlende Vertrauen machte ihm erst zu schaffen. Später akzeptierte er es. „Es ist halt so gelaufen."

> Auf der Palliativstation. – Der junge Mensch wartet auf sein Gespräch. Es dauert noch. Eine Stunde später, nach dem Gespräch, sagte er, dass das Warten zuvor ihm die Möglichkeit gegeben hätte, ruhig zu werden, sich auf das Gespräch zu konzentrieren. „Es ist ja eine besondere Situation."

> Auf der Palliativstation. – Der junge Mensch sprach mit einem Angehörigen (Ehemann einer Patientin der Palliativstation). Zunächst äußerte er sich eher unzufrieden direkt nach dem Gespräch. Insbesondere da es für ihn kein Gespräch gewesen sei, sondern mehr ein Monolog des Angehörigen. Er hat mehrere Anläufe gemacht, aber es ist ihm nicht gelungen, ihn in seinem Redefluss zu stoppen. Offen sei für ihn auch geblieben, wie es dem Ehemann „denn nun wirklich mit der aktuellen Situation" (Ehefrau geht es akut schlechter) ergehen würde. Er hätte sich gewünscht, dass er seine Gefühle mehr verbalisiert hätte. Ich war während der Aufnahmen im „Hintergrund" anwesend, da im Vorfeld sowohl der Angehörige aufgrund der aktuellen Situation sehr belastet wirkte als auch eine Nervosität und Ängstlichkeit bei dem jungen Menschen zu spüren war. Wir führten im Anschluss an die Filmaufnahmen ein langes Reflexionsgespräch in dessen Verlauf der junge Mensch auch neue Sichtweisen auf den Verlauf des „Gesprächs" gewann, die, wie er äußerte, für ihn wichtig seien („es viele Wege gibt Gefühle auszudrücken und mitzuteilen"). Er stellte auf einmal Zusammenhänge her, dass ja auch sein Vater der gleichen Generation angehöre wie ihr Gesprächspartner und „auch" nicht über seine Gefühle sprechen könne. Im Nachklang schlug er von sich aus vor, sich gern nochmals bei dem Angehörigen verabschieden zu wollen. Dies war für beide ein schöner Moment.
> (Aus den Feldnotizen von Gesa Schatte.)

Kurz nach den Gesprächen mit den jungen Menschen starben zahlreiche der Patienten, die kurz zuvor noch deren Gesprächspartner waren. Wir legten daraufhin ein Register mit Nachrufen an. Die jungen Menschen, aber auch das Team wurden der Situation inne. Eben noch hatte man sich daran gewöhnt, dass der Patient mit dem Rollstuhl vom Zimmer zum Platz vor der Palliativstation fuhr und dort rauchte oder in der Sonne saß. Erste Worte, das Anreichen des Aschenbechers. „Es geht doch!" Dann ein Gespräch, wieder eines. Dann die Nachricht vom Versterben. „So schnell?"

### 3 aus 30 – der Film: „Berührungsängste. Junge Menschen begegnen sterbenden Menschen"

Die 30 jungen Menschen führten zwischen Anfang Juni und Mitte Juli 2102 jeweils ein Gespräch mit einem sterbenden Menschen oder/und einem Angehörigen. Die Gespräche waren von unterschiedliche Länge und Intensität. Manche Gesprächspaare fanden einen Kontakt zueinander, innerhalb dessen es zu einer Begegnung zwischen Ich und Du gekommen ist. Andere konnten sich einseitig oder beidseitig nicht recht füreinander öffnen. Die Gespräche wurden von Andreas von Hören (Medienprojekt Wuppertal) und dem Projektmitarbeiter Tim Gontrum bearbeitet und jeweils auf eine ca. 5 minütige Länge geschnitten. Die dadurch entstandenen Clips sind auf der Homepage www.30jungemenschen.de den Portraitfotos der 30 hinterlegt und können durch Klicks abgerufen werden.

Der eigentliche Kinofilm würde, so hatten wir konzipiert, nicht alle 30 im Gespräch zeigen. Das wäre kein Film, sondern eine Aneinanderreihung von Einzelgesprächen! Ein Film benötigt eine Geschichte, die von einer oder von wenigen Personen dargestellt und damit erzählt wird. Der Inhalt der Geschichte ist die Auseinandersetzung junger Menschen mit der Endlichkeit mitten im Leben. Angestoßen wird diese Auseinandersetzung durch Gespräche mit sterbenden Menschen.

Für den Kinofilm wählten wir 3 aus den 30 aus. Nora Puls, Dennis Willke und Catherine Kroll. Die Wahl fiel auf diejenigen, die unserer Meinung nach eine ausreichend stabile Persönlichkeiten, gut in das Thema hineingefunden und ein – auch aus der Sicht der Patienten – interessantes, ja ungewöhnliches Gespräch geführt hatten. Sie sollten nun weitere Gespräche führen, so dass der Film im günstigen Fall eine Entwicklung würde aufzeigen können. Was passiert im zweiten, was in einem dritten Gespräch? Werden die Begegnungen vertieft?

Um diese Fragen filmisch stellen zu können und durch den Verlauf weiterer Begegnungen beantworten zu lassen, sollte mehr als nur der Kontakt zweier Personen gezeigt werden. Es galt, die jungen Menschen in ihren Lebenskontext zu situieren. Zu Hause, beim Kochen, beim Zähneputzen, unterwegs mit Freunden, im Garten und anderswo. Die 30 jungen Menschen sind keine Redemaschinen in unserem Projekt, sondern Menschen.

Die ersten wirklichen Aufnahmen für den Kinofilm wurden in der zweiten Julihälfte abgedreht. Im August legte das gesamte Team nach acht mehr oder weniger sehr arbeitsreichen Monaten eine schöpferische Pause ein! Der Drehschluss aller Filmaufnahmen, der der Clips und der zum Film, ereignete sich am Montag, den 17. Dezember 2012 gegen 14:30 Uhr. Zwei Tage zuvor wurde das letzte Interview im Rahmen der Begleitforschung geführt, so dass nun, am 17. Dezember, alles „im Kasten" war. Dieser Moment ist wichtig, weil mit ihm das Projekt in eine neue und auch abschließende Phase treten kann. Für das Team ist die Arbeit mit und am Menschen beendet. Die volle Konzentration gilt nun der Bearbeitung von Filmaufnahmen, der Interpretation von Interviews, der Lektüre von Texten.

*Berührungsängste* – der Titel des Films wurde im Team intensiv diskutiert. Ist er nicht zu einseitig, zu stark, zu vorentscheidend? Der Verweis auf Ängste, für den wir uns schließlich entschieden hatten, soll mehrfältig zu verstehen sein. Ängste in der Begegnung zwischen den Gesprächspartnern im Film; Ängste der Gesprächspartner, sich der eigenen Endlichkeit zu stellen; Ängste, die der Zuschauer mit der Thematik verbindet. Schließlich ist der Zuschauer nicht nur eine unbeteiligte Person, sondern, durch das Thema, angesprochen und mittendrin!

In den drei Begegnungen, die im Mittelpunkt des Films stehen, sind sterbende Menschen zu sehen, die, in unterschiedlicher Weise, etwas weiter geben möchten, indem sie mit jungen Menschen und vermutlich auch anderen, wie ihren Angehörigen, sprechen. Sie bringen dadurch zum Ausdruck, wie es sich anfühlt, kurz vor dem Ende des Lebens zu stehen. Sie wissen für sich selbst schließlich, dass es so ist! Offenbar kündigt sich der Tod in der Existenz eines jeden an. Ich, der ich betroffen bin, werde zuerst darüber informiert. Ärzte und andere Personen erst später.

Die jungen Menschen zeigen sich in den Gesprächen interessiert zu erfahren, wie es sich anfühlt, dass das Leben endlich ist. Der sterbende Mensch ist Experte in dieser Sache. Aber kann er wirklich vermitteln, was das endende Leben ausmacht? Steht hier nicht notwendigerweise die Diversität im Wege? In den Gesprächen sind drei verschiedene Arten der Begegnung zu erkennen, die in Mischformen auftreten.

1.  Die Ich-Du/Beziehung: der sterbende Mensch und der junge Mensch begegnen sich und sprechen miteinander. Beide offenbaren sich einander und sprechen von sich und ihrer Sprachlosigkeit.
2.  Die Exploration: der junge Mensch befragt den sterbenden Menschen interessiert über dessen Situation und hört geduldig zu.
3.  Die Thematisierung: der junge Mensch spricht mit einem Dritten über die Situation des sterbenden Menschen und auch darüber, wie er das Gespräch erlebt hat.

Diese drei Qualitäten der Begegnung, die faktisch meist nicht in Reinform auftreten, beschreiben, wie sterbende und weiterlebende Menschen einander im Dialog gegenüber treten. Sehr direkt, indirekt oder distanziert. Sind alle drei Umgangsformen wichtig für die Beteiligten? Sind alle drei gleich wichtig? Und: wie wichtig sind sie für den Zuschauer? Ein pädagogisches Ideal ist nicht vorgesehen! Im Filmprojekt nicht und im Leben vermutlich auch nicht.

Die Filmpremiere von *Berührungsängste. Junge Menschen begegnen ster-benden Menschen* fand am Freitag, den 15. Februar 2013 in einem Kinosaal mit 600 Plätzen im UCI-Kino in Düsseldorf statt. Der Film ist unter www.medienprojekt-wuppertal.de erhältlich.


## 30 Videoclips im Netz

Auch wenn nicht alle 30 jungen Menschen im Kinofilm auftreten würden, so sollten sie doch alle öffentlich zu sehen sein. Im Spätsommer und Herbst 2012 erfolgte die Auswahl und Bearbeitung der Videos, die als Clips auf der Homepage (www.30jungemenschen.de), die die Fotos der 30 jungen Menschen zeigt, hinterlegt worden sind und die einen wesentlichen Teil des Diskurscharakters des Projekts ausmachen. Diese Videoclips verdeutlichen, was passiert, wenn sich Menschen mit dem Mysterium der Sterblichkeit befassen. Die Clips werden mehr Verbreitung als der Film oder das Buch zum Projekt finden.

Als die ersten Blätter zu Boden fielen, trafen sich das gesamte Team und die Mitarbeiter unseres Kooperationspartners, des Medienprojekts Wuppertal e.V., um einen ganzen Tag bis spät in die Nacht die Videos zu sichten und auszuwählen. Für jeden Film wurde festgelegt, welchen Ausschnitt wir zeigen und wie dieser bearbeitet werden würde. Erst aufgrund dieser Postproduktion wurde aus jedem Video ein echter Clip, der nicht nur inhaltlich, sondern auch formal geeignet ist, um im Netz gezeigt zu werden.

In den Gesprächen berichten die Patienten darüber, wie sich ihr Leben seit der Diagnosestellung verändert hat. Sie sprechen ihre Sorgen um die Angehörigen an. Wirkliche Angst vor dem Sterben, echte Todesangst und Ausweglosigkeit zeigen wenige. Eine Patientin sagt, dass sie Schmerzen akzeptieren wird. Die Angehörigen der Patienten kämpfen damit, „stark sein" zu müssen. Stark für den sterbenden Patienten, die Kinder und vor allem für sich selbst. „Wenn er nicht mehr ist, wird es hart für mich. Und das kann schon bald kommen ...." Offenbar erfahren Angehörige auch eine Art von Diversität. Sie erleben buchstäblich am eigenen Leib, dass jeder Besuch auf der Palliativstation oder im Hospiz sie immer deutlicher als Überlebende positioniert und sie nötigt, Abschied zu nehmen und der verbleibenden Zeit eine eigene Wertigkeit zu geben.

Für die jungen Menschen war das Gespräch mit den Sterbenden ein Ort der Wahrheit. *Jetzt kommt es zu einer Begegnung!* Man kann es jetzt noch auf der Homepage nachsehen: einige der jungen Menschen agierten sehr passiv, indem sie das Reden dem Patienten überließen, andere übernahmen selbst die Initiative und brachten Elemente der eigenen Lebensgeschichte ein. Einige weinten, die meisten waren angespannt, manchmal auch schockiert.

Frage eines sterbenden Menschen an einen jungen Menschen: „Was würden Sie denn sagen, wenn Ihnen der Arzt jetzt, wo Sie 22 Jahre jung sind, sagte, Sie wären unheilbar krank?" ----- „Es gibt keine perfekte Welt." (Angehörige) ---- Aber: „Ist das Leben nicht doch unendlich?" (Patient)

Nach der Sichtung der Videos ergab sich auch für uns eine neue Wahrheit. *Wildfremde Menschen, Patienten und Angehörige, erzählen wildfremden jungen Menschen alles über ihr Leben und Sterben – und das vor laufender Kamera!* Gelingt das nur angesichts des Todes und im Bewusstsein, dass die Sterblichkeit ein Mysterium ist? All das hatten wir erwartet – nun war es eingetreten!

## 30 junge Menschen erzählen! – das Kunstprojekt

Bereits zu Anfang des Jahres 2012 kam uns die Idee, die Videoclips der Gespräche auch künstlerisch einzusetzen. Es konnte nicht alles als Diskurs oder als Teil der Begleitforschung verarbeitet werden. Dazu war die Datenmenge zu groß!

Der Zufall kam uns zur Hilfe, da in den kalten Januartagen das von Hannah Hurtzig in Wien und von Philipp Hochleichter aus Berlin geleitete Archiv der Untoten sich an die Universität in Witten wendete. Die Archivare unterbreiteten das Angebot, eine Videoinstallation zu präsentieren. Auf kleinen Bildschirmen konnte der Besucher kulturwissenschaftliche Reden über das Denken an den Tod nachverfolgen.

Der Mensch, so wurde dort deutlich, denkt, fühlt und stirbt immer im Rahmen bestimmter Kulturmuster. Der christlich erzogene Mensch fühlt christlich und hält das für authentisch menschlich! Der Buddhist fühlt und denkt ebenso, nur anders. Für uns stellte sich daraufhin die Frage nach der Konsequenz. Soll die Vermittlung durch Kulturmuster bedeuten, dass jeder Mensch nur gemäß dem Muster lebt, fühlt und stirbt? Bei allen Menschen geschieht hier mehr oder weniger dasselbe, nur zu unterschiedlichen Zeiten und Orten? Als Existentialphilosophen glaubten wir daran nicht! Das Sterben und der Tod bedeuten doch auch eine Singularisierung und eine Unvertretbarkeit. Alle Christen sterben – das stimmt. Zugleich ereignet sich eine Unvertretbarkeit: „Keiner kann dem Anderen sein Sterben abnehmen. … Das Sterben muss jedes Dasein jeweilig selbst auf sich nehmen." (Heidegger 1979, 240) Und eine Singularisierung: „Der Tod … beansprucht das eigene Dasein als einzelnes." (ebd., 263) Streng genommen bedeutet der Tod als Beanspruchung, dass mir mein eigenes Sein und mein Sein als eigenes erfahrbar wird. Und zwar so, dass es nicht auf allgemeine Kulturmuster reduzierbar ist.

Die Auseinandersetzung mit dem Anliegen der Künstler um Hannah Hurtzig aus Wien ermöglichte uns schließlich, auf unsere kritische Sicht des Konstruktivismus zurück zu kommen. Wir planten somit eine Doppelausstellung!

**Die Kultur der Erfahrung des Lebensendes – eine Doppelausstellung!**

Teil 1: „30 junge Menschen erzählen!" (Idee und Konzept: Schnell & Schulz)

Eine Videoinstallation der Clips der 30 jungen Menschen, die in einer Box angebracht ist, soll dem Besucher eine Auseinandersetzung mit den Erfahrungen junger Menschen ermöglichen, die mit einem sterbenden Menschen sprechen. Der Besucher wird bei dieser Auseinandersetzung fotografiert. Der Sinn des Projekts liegt in einer Weitergabe und damit in einer Traditionsbildung: durch das Video werden Erfahrungen an Menschen weiterzugeben, die diese Erfahrungen selbst nicht durchlebt haben!

Teil 2: „Archiv der Untoten" (Idee und Konzept: H. Hurtzig, Ph. Hochleichter, Berlin; www.untot.info)

Durch Kopfhörer und mit Blick auf Videos soll dem Rezipienten eine Auseinandersetzung mit Ansichten über die kulturellen Konstruktionen ermöglicht werden, innerhalb derer und durch die hindurch wir heute über Tod und Lebensende sprechen und denken. Es soll gezeigt werden, dass jede Erfahrung kulturell vermittelt ist.

Die Doppelausstellung: der Besucher der Doppelausstellung wird in ein Spannungsfeld geworfen, indem er mit Erfahrungen und Diskurs des Sterbens konfrontiert und zu einer doppelten Reaktion motiviert wird: Er wird über den Tod in der heutigen Gesellschaft nachdenken und über seine eigene, individuelle Sterblichkeit. Wie hängen beide Aspekte miteinander zusammen?
In beiden Ausstellungsteilen sind die Besucher aufgefordert, selbst aktiv zu werden und nicht nur hinzuglotzen (Heidegger)!

Vernissage: Montag, den 07. Januar 2013

**30 junge Menschen erzählen – ein Resümee des Kunstprojekts**

Das erste Wochenende im Januar verbrachte ein Team unter Leitung Philipp Hochleichters damit, die beiden Installationen zu montieren und die Technik ans

Laufen zu bringen. Pünktlich zum Montag, den 07. Januar gegen Mittag wurden die Arbeiten abgeschlossen. Auch dieses Projekt konnte starten!

Die Doppelausstellung, die das Kunstprojekt ausmachte, endete am 18. Januar 2013. Bis dahin hatten ca. 300 Besucher die beiden Installationen besucht und sich mit ihnen auseinandergesetzt. Unzählige weitere Personen passierten den Ausstellungsraum, nahmen Notiz und gingen ihrer Wege.

Christian Schulz und ich hatten vor vielen Jahren die Idee, im Düsseldorfer Kulturhafen eine Blackbox zu errichten und Passanten wahllos einzuladen, mit uns darin ein Interview über das Lebensende zu führen. Das war eine völlig verrückte Idee, weil sie den Kontext jeder normalen, nicht-heilberuflichen Situation sprengt. Wir haben sie nie realisiert oder doch: jetzt, mit dem Kunstprojekt! Installationen im öffentlichen, nicht-musealen Raum. Der Passant wird während seines Vollzugs des Alltagslebens an seine Endlichkeit erinnert und dabei fotografiert. Das ist ganz offensichtlich unpassend! Aber doch realistisch!

## Die Begleitforschung: „Wie verändert sich die Einstellung junger Menschen zum Lebensende durch Gespräche mit sterbenden Menschen und deren Angehörigen?"

Im Licht dieser Frage wurde das gesamte Projekt wissenschaftlich begleitet. Aus den 30 jungen Menschen erklärte sich eine repräsentative Gruppe bereit, an der Begleitforschung teilzunehmen. Acht junge Leute, je zwei ohne persönliche Vorerfahrungen im Umgang mit dem Lebensende, zwei mit diesen Erfahrungen, zwei mit beruflichen Erfahrungen etwa aus dem Bereich der Krankenpflege und schließlich zwei jungen Menschen, die sowohl privat als auch beruflich Erfahrungen gemacht hatten, stellten sich freundlicherweise als Probanden zur Verfügung.

Auf dem Workshop erhielten alle Probanden dieselben Informationen über das Projekt, das Sterben heute und die anstehenden Gesprächen mit den Patienten am Lebensende. Der Workshop sensibilisierte die Probanden, über die Endlichkeit des (eigenen) Lebens nachzudenken. In dieser Situation – sensibilisiert, aber noch ohne aktuellen Vieraugenkontakt zu einem Patienten – wurden die Probanden einzeln interviewt. Die Auswertung der Interviews zeigte, welche Einstellung die jungen Probanden zum Lebensende haben. Nach diesem Interview führten die Probanden ihr Gespräch mit einem sterbenden Menschen. Weitere 4 bis 6 Wochen später, in denen die Probanden dieses Gespräch für sich und durch Gespräche mit Freunden und eigenen Angehörigen reflektieren konnten, sind sei erneut von uns interviewt worden. In diesem zweiten Interview zeigten die Probanden ebenfalls eine Einstellung zum Lebensende. Indem wir diese mit der Einstellung, die sie vor dem Gespräch innehatten, verglichen, erhielten wir die Antwort auf unsere Forschungsfrage.

Die Ergebnisse der wissenschaftlichen Studie der Begleitforschung werden im nachfolgenden Kapitel des vorliegenden Buches ausführlich vorgestellt.


## Nachwort

Ein Jahr lang haben wir uns nun mit 30 jungen Menschen, mit Menschen am Lebensende und deren Angehörigen befasst. Mit ihnen selbst, ihren Videos, Emails, ihren Interviews, ihren Auftritten in der Presse, mit ihren Wünschen am Telefon und das nicht nur während der üblichen Arbeitszeit. Obwohl wir Kontakte halten wollen, endet diese intensive Auseinandersetzung jetzt. Der 15. Februar 2013 ist auch insofern ein besonderer Tag.

Wir wollen im Nachgang nun die Internetblogs auswerten, die Begleitforschung beenden, die Perspektive der sterbenden Menschen und Gesprächspartner der jungen Menschen würdigen und den Kinofilm zu weiteren Aufführungen bringen.

Die 30 jungen Menschen werden immer ein Teil der 30 bleiben. Im Internet sind ihre Clips unter www.30jungemenschen.de versammelt. Sie zeigen einen Menschen, der inzwischen verstorben ist – sie zeigen ihn auch für seine Angehörigen – und sie zeigen einen jungen Menschen, mit diesem Menschen im Gespräch. Die jungen Menschen werden älter und anders werden, aber ihre Gespräche, Gesichter, Gesten und Gedanken hinter der Stirn und das Ringen mit der Situation werden bleiben!

Der Diskurs geht weiter! Die Berührungsängste sind seit der Premiere im Februar 2013 bis zum Juli 2015 in ganz Deutschland und vereinzelt auch in der Schweiz aufgeführt worden.


## Und das Team?

„Wie viel Tod erträgt ein Team?" so lautete ein Artikel in der *Zeitschrift für Palliativmedizin*. Es wurde innerhalb des Projekts hauptsächlich auf der Palliativstation des UKD in Düsseldorf gedreht. Über mehrere Wochen waren Kameraleute, Tonnehmer und Mitarbeiter während des Stationsalltags anwesend. Pflegende und Ärzte, die uns dort duldeten, mit dem Projekt aber direkt nichts zu tun hatten, mussten über Kabel steigen, Fragen nach den Weg zur Toilette beantworten, Steckdosen anzeigen und waren dadurch doch mittendrin. Das Projekt belastete sie, denn sie erfuhren welch enorme Aufmerksamkeit dem Sterben zuteilwurde.

Eine Supervision ergab, dass sie sich überlastet fühlten, aber auch als Teilnehmer einer wichtigen Sache.

Nicht anders erging es dem Team der Projektmitarbeiter selbst. Viele Patienten, die für Gespräche bereit standen, starben während der Wochen im Sommer 2012. Die Kameraleute konnten sich hinter ihren Geräten verstecken, aber nur, um alle Situationen umso deutlichen vor Augen geführt zu bekommen. Die Tränen der Angehörigen, aber auch die der jungen Menschen, machten alle Mitarbeiter ruhig, leise, in sich gekehrt. Auch das Projektteam wurde von der existentiellen Erfahrung, auf die eigene Endlichkeit gestoßen zu werden, erfasst.

Die Diversität, die Christian Schulz und ich herausgestellt haben, wurde zur prägenden Erfahrung. Wir überleben den sterbenden Anderen, aber nur für eine gewisse Zeit. Das ist uns jetzt, hier und heute, bewusst geworden. Und – was bedeutet diese Sachlage für uns? Hier und jetzt?

**Auszüge aus dem Presseecho**

Das „30 jungen Menschen"-Projekt ist ein Diskursprojekt! Es ist für die Öffentlichkeit und wird entsprechend öffentlich diskutiert. Somit gerieten wir natürlich in die Position, in der über uns gesprochen worden ist.

**WDR Panorama vom 09. 07. 2012**
„30 junge Menschen sprechen mit Sterbenden und ihren Angehörigen" – hinter dem Bandwurmtitel steht ein Projekt, das vom Bundesministeriums für Bildung und Forschung gefördert und von der Universität Witten/Herdecke und der Uniklinik Düsseldorf gemeinsam auf die Beine gestellt wurde: Vorbereitet durch Workshops, Diskussionen und psychologische Betreuung treffen 30 junge Menschen zwischen 16 und 23 Jahren auf unheilbar Kranke, die sich mit dem Tod konfrontiert sehen. Es gehe darum, eine „Haltung zum Lebensende" zu finden, sagt Palliativmediziner Christian Schulz. Gemeinsam mit Martin W. Schnell, Professor für Philosophie an der Uni Witten/Herdecke, koordiniert er das Projekt."

**Reaktionen von LeserInnen**

Irmtraut schrieb heute, 14:10 Uhr

„In einer Zeit und einem Land wo GOTT nur noch als Fabelwesen akzeptiert wird braucht man sich über derartige Auswüchse nicht wundern. Für mich ist das wie einige andere Projekte ein weiterer Versuch uns auf aktive Sterbehilfe vorzubereiten. In der Schweiz und den Niederlanden bereits traurige Praxis. Warum an dem geschilderten Voyeurismusprojekt 16 Jährige teilnehmen dürfen ist mir ein Rätsel."

Anonym schrieb heute, 13:04 Uhr.

„Ich habe meinen Bruder und dieses Jahr meine Freundin im Hospiz begleitet. Das war eine Erfahrung vor der ich erst Angst hatte, aber auch nicht mehr missen möchte. Zu wissen, dass ein Mensch würdig, schmerzfrei und liebevoll begleitet gehen kann hat mir persönlich die Angst vor dem Ende des Lebens genommen. Und zu Anton, bitte, was soll diese Aussage. Es geht hierbei um Gespräche mit sterbenden Menschen, mit einem Kick hat es nichts, aber auch überhaupt nichts zu tun."

Tägliche Arbeit schrieb am 09.07.2012, 23:04 Uhr:

„Dieses Projekt hat auf gar keinen Fall etwas mit Voyeurismus oder Sterbehilfe zu tun. So wurden die Teilnehmer alle samt sehr sorgfältig ausgewählt. Alle hatten in irgendeiner Form ihre einschlägigen Erfahrungen mit dem Tod. Es geht hier auch nicht um wo und wie sterben, sondern um Gedankenaustausch, um Mut, über sich selber mit anderen vor allem mit fremden ein Thema zu kommunizieren, das man in der Öffentlichkeit tabuisiert. Mit dem Tod will doch keiner was zu tun haben, bis er kommt, einen einzelnen oder eine Familie ergreift. Und dann ist oft das große Schweigen, der unsichere Umgang was kann, was darf ich sagen. Einfach nur genial, dass hier Fachleute den Mut hatten, so junge Menschen an dieses Thema zu führen und mit Ihnen dieses Thema zu erarbeiten. Auch 16 jährige können die Augen vor dem Tod nicht schließen, sie werden nicht gefragt. Daher meine Hochachtung an alle Teilnehmer und Begleiter die bereit sind dieses Thema auch mit so jungen Menschen zu kommunizieren."

Melanie schrieb am 10.07. 2012, 08:57 Uhr:

„Meine Tochter nimmt an diesem Projekt teil. Es hat nichts mit aktiver Sterbehilfe zu tun. Es geht lediglich darum, den Tod wieder in den Mittelpunkt unserer Gesellschaft/Familie zu bringen. Es will doch fast keiner mehr was mit dem Tod zu tun haben. Er wird verdrängt. Selbst die Kinder werden weg gehalten. Doch diese nehmen garantiert keinen Schaden, wenn sie mal einen

> Toten sehen. Ich selbst bin in der Altenpflege seit über 20 Jahren. Habe hier als Pflegefachkraft schon oft am Sterbebett eines Bewohners gesessen und ihnen in den letzten Minuten die Hand gehalten (das nicht nur, weil die Bewohner alleine waren, sondern weil die Angehörigen im Zimmer mit der Situation überfordert waren. Ich bin noch mal in die Aussegnungshalle, um mich zu verabschieden, weil ich zum Sterbezeitpunkt gerade keinen Dienst hatte. So emotionslos sind wir nicht geworden."

## Und jetzt? – „30 Gedanken zum Tod"

Der bisherige Erfolg hat uns ein weiteres, durch das BMBF finanziertes Unternehmen eingebracht.

Das neue Diskursprojekt »30 Gedanken zum Tod« knüpft an das Projekt »30 junge Menschen« an und erweitert dabei die Perspektive des Diskurses. Es geht darum, nun Erfahrungen und Expertisen zum Ausdruck und zur Geltung zu bringen, die von jungen Menschen nicht realisiert werden können, die aber für den gesellschaftlichen Diskurs und für jede individuelle Person höchst wichtig sind. Damit sind die Sicht- und Handlungsweisen gesellschaftlicher Funktionsträger (Juristen, Politiker, Ärzte etc.) gemeint. Das neue Diskursprojekt „30 Gedanken zum Tod" startet im Sommer 2015. (www.30gedankenzumtod.de)

## Literatur

Agar, M./ D.C. Currow, D.C./ Shelby-James, T.M. et al. (2008): Preference for place of care and place of death in palliative care: are these different questions?, Palliat Med 22 (2008): 787–795.

Arens, J. (2008): Frühembryonale Menschen? Kulturanthropologische und ethische Effekte Biowissenschaften, München.

Ariès, Ph. (1975): Essais sur l'historie de la mort en Occident, Paris.

Bauman, Z. (1992): Tod, Unsterblichkeit und andere Lebensstrategien, Frankfurt/M.

Benzenhöfer, U. (1999): Der gute Tod? Euthanasie und Sterbehilfe in Geschichte und Gegenwart, München.

Bödiker, M. (Hg.) (2011): Hospiz ist Haltung, Ludwigsburg.

Borasio, G.D. (2011): Über das Sterben, München.

Cohen, J./Bilsen, J./ Addington-Hall, J. et al. (2008): Population-based study of dying in hospital in six European countries, Palliat Med 22 (2008): 702–710.

Cremer, Chr. (Hg.) (2008): Vom Menschen zum Kristall. Konzepte der Lebenswissenschaften von 1800-2000, Stuttgart.

Escobar Pinzón, L.C./Weber, M/Claus, M./Fischbeck, S./ Unrath, M./Martini, T./ Münster, E.: (2011): Factors Influcencin Place of Death in Germany. J Pain Symptom Manage 41 (2011): 893-903.

Fischhoff, B. et al. (2010): „Adolescents' Perceived Risk of Dying", in: Journal of Mental Health Vol. 46/3, 20100: 265-269.

Foreman, L.M./Hunt, R.W./Luke, C.G./Roder, D.M. (2006): Factors predictive of preferred place of death in the general population of South Australia, in: Palliat Med 20 (2006): 447–453.

Gehring, P. (2010): Theorien des Todes, Hamburg.

Geimer, A./Lepa, St. (2007): „Todesvorstellungen und Todesdarstellungen. Hat die Rezeption von Post-Mortem-Filmen eine orientierungsbildende Funktion für Jugendliche?", in: tv diskurs (3/2007).

Glaser, B./Strauss, A. (1965): Interaktion mit Sterbenden. Beobachtungen für Ärzte, Schwestern, Seelsorger und Angehörige, Göttingen.

Gronemeyer, R. (2007): Sterben in Deutschland, Frankfurt/M.

Heidegger, M. (1979): Sein und Zeit, Tübingen.

Henkel, W./Stahl, N. (2007): Familie und Geschwister, in: Zernikow, B. (Hg.) (2007): Palliativversorgung von Kindern, Jugendlichen und jungen Erwachsenen, Heidelberg.

Jaspers, B./Schindler, T. (2004): Status of palliative medicine and hospice care in Germany and in comparison to selected countries, Report, in: Inquiry Committe of the Bundestag"Law and Ethics of Modern Medicine," (2004).

Körtner, U. (1996): Bedenken, daß wir sterben. Sterben und Tod in Theologie und medizinischer Ethik, München.

Kübler-Ross, E. (1971): Interviews mit Sterbenden, Stuttgart.

Leist, A. (1990): Um Leben und Tod. Moralische Probleme bei Abtreibung, künstlicher Befruchtung, Euthanasie und Selbstmord, Frankfurt/M.

Lindemann, G. (2002): Die Grenzen des Sozialen. Zur sozio-technischen Konstruktion von Leben und Tod in der Intensivmedizin, München.

Metzing, S. (2007): Kinder und Jugendliche als pflegende Angehörige, Bern.

Müller, M. u.a. (2010): Wie viel Tod verträgt das Team?, in: Palliativmedizin (11/2010).

Pearse, H./Saxby, C./Hicks, F./Kite, S. (2005): Patient choice regarding place of death, in: Palliat Med 19 (2005), pp. 171–172.

Putnam, H. (1993): Von einem realistischen Standpunkt. Schriften zu Sprache und Wirklichkeit, Reinbek bei Hamburg.

Ridder, M. de (2010): Wie wollen wir sterben?, München.

Rölli, M. u.a. (Hg.) (2007): Ambivalenzen des Todes, Darmstadt.

Schäfer, R./Schuhmann, G. (2011): Wie viele Sterbende verträgt der Mensch?, Würzburg.

Schellong, S. (1990): Künstliche Beatmung. Strukturgeschichte eines ethischen Dilemmas, Frankfurt/M.

Schlich, Th./Wiesemann, Cl. (Hg.) (2001): Hirntod. Zur Kulturgeschichte der Todesfeststellung, Frankfurt/M.

Schnell, M.W. (2002): Ideologie und Anthropologie. Zur Wiederkehr des leiblosen Geistes, in: Greving, H. u.a. (Hg.) (2002): Gesellschaftsanalytische und gesellschaftskritische Dimensionen der Heilpädagogik, Bad Heilbrunn.

Schnell, M.W. (2009): Sterben und Tod seit dem Ende des 20. Jahrhunderts, in: Schnell, M.W. (Hg.) (2009): Patientenverfügung. Begleitung des Lebensendes im Zeichen des verfügten Patientenwillens, Bern.

Schnell, M.W. (Hg.) (2009): Patientenverfügung. Begleitung am Lebensende im Zeichen des verfügten Patientenwillens, Bern.

Schnell., M.W. (2015): Der philosophische Diskurs der Endlichkeit, in: Schnell. M.W./Schulz, Chr. (Hg.) (2015): Dem Sterben begegnen, Bern.

Schnell, M.W./Schulz, Chr./Kolbe, H./Dunger, Chr. (Hg.) (2013): Der Patient am Lebensende. Eine Qualitative Inhaltsanalyse. Wiesbaden.

Schnell, M.W./Schulz, Chr. (2014): Basiswissen Palliativmedizin, Heidelberg.

Schnell, M.W./Schulz, Chr. (2014): Der Mensch als sterbliches Wesen und die Diversität am Lebensende, in: Basiswissen Palliativmedizin, Heidelberg.

Schnell, M.W./Schulz, Chr. (Hg.) (2015): Dem Sterben begegnen, Bern.

Schulz, Chr./Schnell, M.W. (2009): Ausbildung in der Kommunikation als Grundlage der Begleitung am Lebensende, in: Schnell, M.W. (Hg.) (2009): Patientenverfügung. Begleitung am Lebensende, Bern.

Schulz, Chr./Möller, M./Seidler, D./Schnell, M.W. (2013): Evaluating an evidence-based curriculum in undergraduate palliative care education: piloting a phase II exploratory trial for a complex intervention, in: BMC Medical Education (2013/13:1).

Tang, S.T. (2003): When death is imminent: where terminally ill patients with cancer prefer to die and why, Cancer Nurse 26 (2003): 245–251.

Tugendhat, E. (2006): Über den Tod, Frankfurt/M.

# Gespräche mit sterbenden Menschen und deren Angehörigen

## Erfahrungsbasierte Einstellungsänderungen junger Menschen zum Lebensende

*Martin W. Schnell/Christian Schulz/Christine Dunger/Andy Schütz*

Die vorliegende Untersuchung ist eine Begleitforschung im Rahmen des BMBF-geförderten Projektes „30 junge Menschen sprechen mit Sterbenden und deren Angehörigen" (März 2012 bis Februar 2013). Im Rahmen der Problemdarstellung wird zunächst das BMBF-Projekt vorgestellt. Im Anschluss folgen der Hintergrund und die Systematik der wissenschaftlichen Begleitforschung. Ein besonderes Augenmerk haben wir auf eine nachvollziehbare und transparente Darstellung der verwendeten qualitativen Forschungsmethodologie gelegt. Insbesondere werden die einzelnen Schritte der hier angewendeten qualitativen Inhaltsanalyse nach Mayring und der anschließenden Typenbildung nach Kuckartz entlang der Originaldaten des Diskurprojektes nachvollziehbar gemacht. Die Ergebnisse der Begleitforschung werden dargestellt und ausführlich diskutiert. Das Kapitel schließt mit einer kritischen Reflexion der Limitationen der durchgeführten Studie.

**Das Projekt „30 junge Menschen sprechen mit sterbenden Menschen und deren Angehörigen"**

Das vom BMBF geförderte Diskursprojekt „30 junge Menschen sprechen mit Sterbenden und deren Angehörigen" bietet jungen Menschen die Möglichkeit, mit sterbenden Menschen und deren Angehörigen zu sprechen, ihre diesbezüglichen Erfahrungen zu reflektieren und öffentlich zu präsentieren (siehe dazu ausführlich Kap. 3 der vorliegenden Publikation).

Zu diesem Zweck nahmen 30 in einem mehrstufigen Verfahren ausgewählte junge Menschen (Schüler, Auszubildende und Studierende zwischen 17 und 24 Jahren) an einem gemeinsamen Workshop zur Vorbereitung auf das Projekt teil. In diesem Workshop erhielten sie Information zum Thema „Sterben heute", eine Einweisung in das Agieren vor einer Kamera, sowie eine psychotherapeutisch angeleitete Begleitung in der eigenen Auseinandersetzung mit Sterben und Tod.

Der Workshop hatte also unter anderem die wichtige Funktion, die jungen Menschen darauf vorzubereiten, dass sie sich intensiv mit dem eigenen Lebensende befassen werden. Er war damit Anlass, den diesbezüglich meist verborgenen (Heidegger, Gadamer) und somit nicht thematischen Ansichten zu der unvermeidlichen existentiellen Tatsache, dass jeweils auch ich werde sterben müssen, auf die Spur kommen zu können.

Die im Anschluss geführten Gespräche mit einem sterbenden Menschen und dessen Angehörigen sind per Video aufgezeichnet und als Kurzfilme auf einer eigenen Homepage präsentiert worden. Dort finden sich ebenso Blogs, auf denen die jungen Menschen untereinander und mit der interessierten Öffentlichkeit über das Projekt diskutieren (www.30jungemenschen.de). Schließlich werden die einzelnen Kurzfilme zu einer Dokumentation zusammengeführt und als Kinofilm aufbereitet.

Der gesamte Diskurs, bestehend aus dem Internetauftritt, den Blogs, den Kurzfilmen, dem Kinofilm und einem Buch (Schnell/Schulz 2015), wird von der folgenden wissenschaftlichen Untersuchung flankiert.

## 1 Fragestellung und Ziel der Begleitstudie

Die Bedeutung des Diskursprojekts besteht darin, dass Menschen in einer auf das Lebensende eines anderen Menschen bezogenen erfahrungsnahen Weise über den Sinn von Sterben und Tod reflektieren. Das Gespräch mit einem sterbenden Menschen ist der Anlass für junge Menschen, eine eigene Haltung zu diesen existentiellen Themen auszubilden. Die Begleitstudie hat dabei das Ziel, mögliche im Verlauf des Projektes auftretende Haltungsveränderungen der jungen

Menschen zu erfassen. Die leitende Fragestellung der Begleitforschung lautet somit:

*„Wie verändert sich die Einstellung junger Menschen zum Lebensende durch Gespräche mit sterbenden Menschen und deren Angehörigen?"*

Eine Einstellung ist eine subjektive Disposition, im Lichte derer die Welt erfahren und erschlossen wird (Sepp 2004, 134). Die Struktur dieser Disposition ist die einer Typik. Die Welt der Erfahrung ist typisiert erfahren (Schnell 2008, 73). Ausgehend von dieser Bestimmung muss eine Differenz hinsichtlich des Begriffs *Typus* beachtet werden.

Als Typus bezeichnet man entweder eine sozialwissenschaftliche Konstruktion, die als vom Forscher gebildetes Instrument zur Beschreibung der sozialen Welt dient (vgl. ausführlich dazu Kap. 2 der vorliegenden Publikation). Oder man bezeichnet als Typus eine Organisation der menschlichen Erfahrung, die sich spontan im Vollzug des Lebens selbst bildet und verändert, und die ein Forscher rekonstruiert (vgl. dazu ausführlich Kap. 1 der vorliegenden Publikation).

Da es in der Untersuchung der Einstellung junger Menschen um eine Erforschung der Art geht, wie junge Menschen gegenüber der Endlichkeit des Lebens eingestellt sind, bezeichnet das hier zum Tragen kommende Verständnis von Typik ein solches im zweiten Sinne, also eine Typik, die die Erfahrungsweise (hier: junger Menschen) ausmacht und von der Begleitforschung rekonstruiert wird.

Eine vom Forscher vorgenommene Darstellung der Typik der Erfahrungsweise, in deren Licht eine Person die Wirklichkeit erfährt, geht als Konzept auf die Phänomenologie Edmund Husserls zurück. Wie bereits im Kapitel 1 ausgeführt, wurde dieses Konzept vor allem von Alfred Schütz weiterentwickelt (vgl.: Schütz/Luckmann 1972, 28). Die nach einer Typik organisierte Einstellung ist insofern eine Erfahrung, als sie in der Erfahrung direkt zum Zuge kommt und nicht erst sekundär als Konstruktion hinzugefügt wird. Kelle und Kluge geben dafür folgendes Beispiel: „Der Mensch muss im Alltag stets von konkreten Ereignissen, Personen und Handlungen abstrahieren, indem er das ‚typische' darin entdeckt und konkrete Beobachtungen unter abstrakte Konzepte fasst – man kann bspw. erst dann adäquat auf eine entgegengestreckte Hand reagieren, wenn man sie dem Handlungstypus des ‚Grüßens' zugeordnet hat." (Kelle/Kluge 2010, 84)

Die Untersuchung hat somit zum Ziel typische und implizite Einstellungen junger Menschen gegenüber dem Lebensende auf ihre Veränderung im Verlauf einer bewussten Beschäftigung mit der Thematik und einer konkreten Begegnung mit einem sterbenden Menschen zu überprüfen.

## 2 Studiendesign

Entsprechend der Fragestellung und Zielsetzung der Begleitstudie ermöglicht die Forschungsmethode die empirische Untersuchung der „Wirklichkeit" (Flick 2000), d.h. hier der Erfahrungen der jungen Menschen. Weil es der Begleitforschung somit um die durchlebten Erfahrungen junger Menschen geht, wurde ein qualitatives Design gewählt.

Die Studie wurde in einem longitudinalen Prä-Post-Design konzipiert. Dadurch gab es zwei Erhebungs- und Analysephasen, die in die Beschreibung möglicher Veränderungen der Typenordnung des Wissensvorrates und damit der Einstellungen der Teilnehmer mündeten. Das Schaubild zeigt schematisch den Verlauf der Begleitstudie auf. Wichtige Eckdaten aus dem Diskursprojekt sind mit eingefügt (siehe Abbildung 1).

Die Datenerhebung erfolgte mittels problemzentrierter Interviews. Außerdem wurden die im Rahmen des Projektes entstandenen Blogeinträge der Studienteilnehmer einbezogen. Beide Datenquellen wurden mittels der qualitativen Inhaltsanalyse nach Mayring ausgewertet und um eine Typenbildung ergänzt. Das methodische Vorgehen wird im nachfolgenden Abschnitt genauer dargestellt.

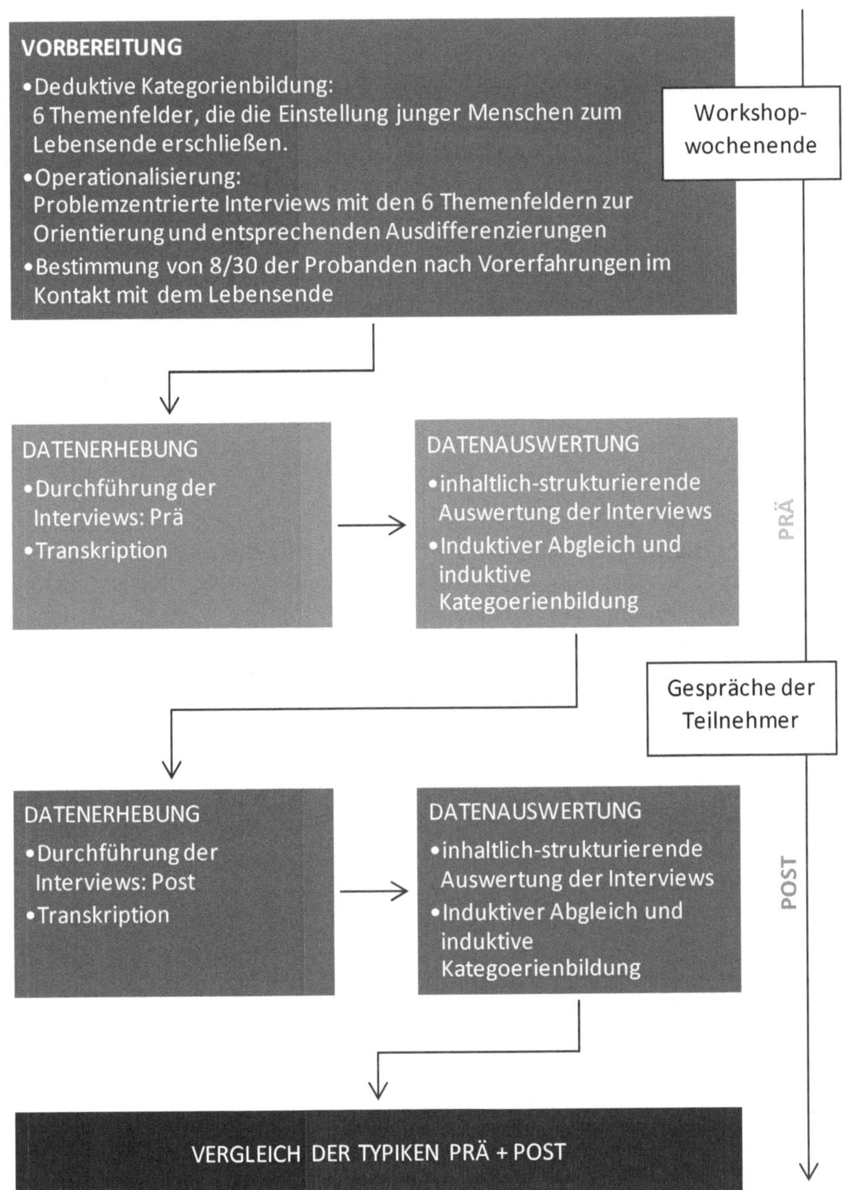


*Abbildung 1:*     Verlauf der Begleitstudie

## 3    Methodisches Vorgehen

Der Untersuchungsgegenstand dieser Studie sind die Einstellungen der teilnehmenden jungen Menschen und deren mögliche Veränderung im Verlauf des Projektes. Eine Einstellung wurde definiert als eine subjektive Disposition, die einen Wissensvorrat bereithält, der nach Typen organisiert ist. Nach der Einstellung und ihrem Wandel zu fragen heißt in diesem Zusammenhang, mögliche Veränderungen der Typenordnung des Wissensvorrats zu beschreiben. Eine Operationalisierung der Typenordnung erfolgt durch deduktiv-induktive Kategorienbildung. Jeder Typus enthält dabei Kategorien mit entsprechenden Ausprägungen. In der Folge sind die verwendeten Methoden der Datenerhebung und Datenanalyse im Detail dargestellt.


*Datenerhebung*


Das problemzentrierte Interview (PZI) ist ein Verfahren, das den Gegensatz zwischen theoretischem Vorwissen und der notwendigen Offenheit qualitativer Verfahren aufzuheben versucht (Witzel 2000). Dies soll dadurch gelingen, dass das Gespräch zwar durch theoretische Konzepte strukturiert wird, jedoch immer Raum für narrative Anteile im Sinne einer Selbstauskunft der Teilnehmer bietet. Narrationen werden somit durch Dialoge ergänzt, die Resultat theoriegeleiteter Nachfragen sind. Den problemzentrierten Interviews lagen sechs Kategorien und entsprechende Ausprägungen als Leitfäden zugrunde.

Als Einstieg wird ein Kurzfragebogen verwendet, welcher die Sozialdaten erfasst. Darüber hinaus sind einige Frageideen zur Einleitung einzelner Themenbereiche und eine vorformulierte Frage zum Gesprächsbeginn enthalten. Die Themenbereiche oder theoretischen Konzepte für den Leitfaden werden aus der entsprechenden Literatur entnommen (Witzel 2000).

Zusätzlich zu den Interviews ist es sinnvoll, als Datenquelle den Blog zu nutzen, welchen die Teilnehmer des BMBF-Projektes als Diskurselement auf der Projektwebseite zur Verfügung gestellt bekommen, dort selbst gestalten bzw. mit Inhalten füllen können. Der Blog ist öffentlich zugänglich und somit als Datenquelle zu verwenden. Die Teilnehmer füllen den Blog freiwillig aus und zwar unabhängig von der Begleitforschung. Auf datenschutzrechtliche Aspekte wird in der forschungsethischen Reflexion eingegangen.

*Datenanalyse*

Die Datenanalyse erfolgte in zwei nacheinander folgenden Schritten. Zunächst wurden die qualitativen Interviews entsprechend der Prozessschritte zusammenfassender Inhaltsanalyse nach Mayring analysiert (Mayring 2002). Dabei erfolgte die Auswertung fallbezogen. Auf der Basis dieser Zusammenfassungen wurden Merkmale festgelegt, die einen Typus ausmachen. Dabei zeigte sich, dass die erfragten Veränderungen jeweils nur an bestimmten Kategorien/Ausprägungen des Merkmalsraums abzulesen waren, während andere konstant blieben. Die Typenbildung konzentrierte sich daher auf diese signifikanten Veränderungen innerhalb des Merkmalsraums (z.B.: T1: das Lebensende ist ein biologisches Faktum; T2: das Lebensende ist ein trauriges Ereignis). Die gebildeten Typen sind „natürliche Typologien", d.h. sie wurden in Folge der inhaltsanalytischen Auswertung induktiv aus jedem Einzelfall gebildet. Von allen „künstlichen Typologien", die rein logisch durch eine Kombination aus Merkmalen und ohne Rücksicht auf eine Empirie konstruiert werden könnten, wurde abgesehen (vgl.: Kuckartz 2012, 122).

## 3.1 Stichprobe

Die Zusammenstellung der Stichprobe erfolgte nach vordefinierten Kriterien (judgement sample, Marshall 1996, siehe auch http://blogs.baruch.cuny.edu// com9640/files/2010/08/qualsampling.pdf)

Auf einer im Frühsommer 2012 stattfindenden Veranstaltung des BMBF-Projekts wurde speziell auf die Begleitforschung hingewiesen. Interessierte unter den jungen Menschen konnten sich daraufhin als Teilnehmer für die Begleitforschung anmelden und im Rahmen dessen Fragen zur Teilnahme stellen. Es wurden aus den Bewerbern insgesamt acht Teilnehmer, die jeweils den erwähnten Workshop durchlaufen hatten und mindestens 18 Jahre alt sind, für die Begleitforschung ausgewählt. Ein spezifisches Auswahlkriterium stellte die Vorerfahrungen im Umgang mit sterbenden Menschen dar.

Die Teilnehmer wurden so ausgewählt, dass je zwei Teilnehmer folgende Kriterien erfüllten:

1. Junge Menschen ohne Vorerfahrungen mit sterbenden Menschen,
2. Junge Menschen mit Erfahrung im Umgang mit sterbenden Menschen im privaten Bereich,
3. Junge Menschen mit Erfahrung im Umgang mit sterbenden Menschen im beruflichen Bereich,

4.  Junge Menschen mit Erfahrung im Umgang mit sterbenden Menschen sowohl im privaten als auch im beruflichen Bereich.

Die *Vorerfahrung* wurde als Kriterium ausgewählt, weil die Vorerfahrung das Item ist, welches den stärksten Einfluss auf die Einstellung zu Tod und Sterben hat (vgl. Glass 1990, Lester 1990, Ruff et al. 2010, Andersson 2011). Sie ist zudem das Kriterium, welches abgefragt werden konnte und valide erfasst werden konnte.

## 3.2  Datenerhebung

Mit jedem der acht Teilnehmer wurden zwei Interviews geführt, insgesamt bildeten also 16 Interviews die eine Hälfte der Datengrundlage für die Analyse. Das erste Interview (T1) fand vor den Gesprächen mit den sterbenden Menschen statt. Das zweite Interview (T2) erfolgte ca. zwei Monate nach dem Gespräch mit einem sterbenden Menschen oder dessen Angehörigen. Erfragt wurde jeweils die Einstellung zum Lebensende mittels des problemzentrierten Interviews. In den T2 Interviews wurden die Teilnehmer bereits mit ihren Aussagen aus dem ersten Erhebungszeitpunkt konfrontiert, um reflektierte Kommentierungen zu erhalten und damit aufzuzeigen, ob sich die jeweilige Einstellung des Teilnehmers zum Lebensende auch in der expliziten Selbsteinschätzung verändert hatte. Zusätzlich standen die Blog-Daten zur Verfügung und flossen in den Fragenkatalog des zweiten Interviews ein. Es fand eine regelgeleitete Transkription der Interviews statt.

Insgesamt lassen sich durch die Datenerhebung und -auswertung somit die Einstellung der Teilnehmer zu Beginn und Ende des Projektes, die reflektierte Haltung nach dem Gespräch sowie die Entwicklung der Einstellung, also der Prozess, im Verlauf erfassen.

### 3.2.1  Literaturrecherche – PZI und deduktive Kategorienbildung

Die Erstellung der theoretischen Konzepte des PZI resultierte aus einer systematischen Literaturrecherche. Diese Ergebnisse wurden zudem zum Erstellen von Kategorien und deren Ausprägung des Kategorienleitfadens für die deduktive Analyse genutzt.

Die systematische Literaturrecherche wurde in drei Phasen durchgeführt. Eine erste allgemeine Suche in Suchmaschinen wie Google, Yahoo und Bing diente dem Auffinden von abgeschlossenen und in den Medien veröffentlichten

Projekten, sowie der Differenzierung der Suchbegriffe. In einem zweiten Schritt wurden Zeitschriftendatenbanken und Suchmaschinen (Ovid, PubMed, MedPilot, EBSCO, PsychNet und PsyCONET) genutzt, um Fachartikel zu identifizieren. Besondere Rücksicht wurde hier auf bereits bestehende Instrumente zur Messung der Einstellung zum Lebensende gelegt. Der dritte Schritt bestand aus der Wiederholung von Schritt eins, nun mit gezielter Suche nach Projekten, bspw. über das Fachportal Pädagogik.

Die verwendeten deutschen und englischen Suchbegriffe waren in 3 Komponenten aufgeschlüsselt. Die Tabelle zeigt die jeweiligen Suchbegriffe auf (siehe Tabelle 1).

| Einstellung zum Lebensende | |
|---|---|
| (Denkweise) ODER (Einstellung) ODER (Haltung) ODER (Grundhaltung) ODER (Auffassung) ODER (Meinung) | (mindset) OR (attitude) OR (tenor) OR (concept) OR (opinion) OR (perception) OR (view) OR (conception) OR (belief) OR (idea) OR (position) |
| (Tod) ODER (Lebensende) ODER (Sterben) | (death) OR (demise) OR (dissolution) OR (exitus) OR (end of life) OR (end) OR (to die) OR (to decease) OR (to drop) OR (to fade away) OR (to perish) OR (to pass away) |
| junge Menschen | |
| (Jugendliche) ODER (junge Menschen) ODER (junge Erwachsene) ODER (junge Leute) ODER (Heranwachsende) ODER (Teenies) | (adolescent (person)) OR (juvenile) OR (kid) OR (teenager) OR (young person) OR (young adult) OR (youth) OR (youngster) |
| Assessmentinstrumente | |
| (Einschätzungsinstrument) ODER (Assessmentinstrument) ODER (Fragebogen) ODER (Interviewleitfaden) ODER (Einschätzung) ODER (Beurteilung) ODER (Bewertung) ODER (Befragung) | (assessment) OR (appraisal) OR (appraisement) OR (appreciation) OR (rating) OR (valuation) OR (form) OR (opinionaire) OR (questionnaire) OR (guide) OR (guideline) OR (outline) OR (evaluation) OR (estimation) OR (review) OR (validation) OR (interview) OR (opinion poll) OR (opinion survey) OR (survey) OR (questioning) OR (poll) |

*Tabelle 1:*     Suchkomponenten und -begriffe der Literaturrecherche zur Erstellung des Fragenkataloges

Eingeschlossen wurden Studien, Monographien und Artikel, die die Einstellung junger Menschen zum Tod thematisierten oder entsprechende Assessmentinstrumente vorstellten. Um den jungen Menschen und ihrem Erfahrungshorizont auch in der Kategorienbildung gerecht zu werden, wurde Literatur ab 2000 einbezogen und ein Fokus auf Studien oder Projekte im deutschsprachigen Raum gelegt. Assessmentinstrumente, die nicht für den deutschsprachigen Raum und nur für Personen über 25 Jahren validiert sind, wurden als Hintergrundwissen mit aufgenommen.

Als Hauptergebnis der Literaturrecherche konnten besonders stark auf die Einstellung einwirkende Faktoren, wie z.B. Verlust, Informationen über den Tod und Sterben, persönliche Konfrontation mit dem Tod und dem Einflussfaktor Religion (Glass 1990, 36), identifiziert werden.

Weitere beschriebene Einflüsse auf die Einstellung haben laut der untersuchten Literatur die „Akzeptanz des Sterbens als Prozess und des Todes an sich", ebenso wie die „Angst vor dem Sterben und dem Tod". Bei den beiden letztgenannten Kategorien zeigte die Literatur abweichende Ergebnisse bei Menschen, welche beruflich in den Kontext von Sterben und Tod eingebunden sind (wie beispielsweise Pflegende in der Palliative Care) zu solchen, die keine beruflichen Verknüpfungspunkte haben (Neimeyer et al. 2004, 318). In der Studienübersicht von Neimeyer wird zudem die eigene Gesundheit und der Einfluss des familialen Umgangs mit Sterben und Tod als Faktor genannt (Neimeyer et al. 2004, 315).

Das Assessmentinstrument FIMEST (Fragebogeninventar zur mehrdimensionalen Erfassung des Erlebens gegenüber Sterben und Tod – Joachim Wittkowski 1996) ist für Deutschland validiert und kann auch für junge Menschen angewendet werden (Aussagen des Autors). Das Projektteam entschloss sich jedoch gegen die Nutzung des Instrumentes, da die Nutzung im geplanten Prä-post-Design mit einem hohen, im Nutzen nicht zu rechtfertigen Kostenaufwand verbunden wäre. Teilaspekte, wie beispielsweise die Angst vor dem eigenen Tod und vor dem eigenen Sterben im Gegensatz zum Sterben und Tod von anderen Personen, wurden mit in die Kategorienbildung einbezogen (siehe Tabelle 2). Das vollständige Kategoriensystem ist in Tabelle 3 dargestellt.

| Themenfeld: | Angst/Furcht |
| --- | --- |
| Ausprägungen: | vor dem eigenen Sterben,<br>vor Sterben Anderer,<br>vor Schmerz/Leid<br>vor dem eigenen Tod,<br>vor Tod Anderer,<br>vor toten Körpern,<br>vor dem Verlust wichtiger Menschen,<br>vor dem Verlust der eigenen Existenz, |

*Tabelle 2:* Übertragen des FIMEST und Bilden von Kategorien (Bsp.: Angst/ Furcht)

## 3.3 Datenanalyse

Die Datenanalyse fand in zwei aufeinanderfolgenden Schritten statt. In Phase eins wurden die Transkripte zunächst gelesen und mit allen beteiligten Forschern besprochen. In dieser ersten Reflexion der Interviews wurden für jedes Interview Überschriften gesucht und eine kurze Zusammenfassung festgehalten. Ziel des nächsten Schrittes war die Identifizierung der Einstellungen, wie auch ein möglichst eng am Erleben der Teilnehmer orientiertes Beschreiben der Selbstaussagen der Teilnehmer. Die hier entwickelten Konzepte gingen in den Leitfaden für das zweite Interview (Reflektion des Erlebten) ein. Die zweite Analysephase bestand aus der Analyse der T2-Interviews und der Kontrastierung der Ergebnisse im zeitlichen Verlauf (siehe Abbildung 1).

In beiden Phasen wurde eine deduktiv-induktive Kategorienbildung durchgeführt. Um die Übersicht zu wahren, werden die deduktive inhaltlich-strukturierende und die induktive Kategorienbildung nun einzeln nacheinander beschrieben.

## 3.3.1 Ablauf der deduktiven inhaltlich-strukturierenden Datenanalyse

Im ersten Schritt der Datenanalyse erfolgte eine inhaltliche Strukturierung des Datenmaterials als eine Variante der strukturierenden qualitativen Inhaltsanalyse (Ramsenthaler 2012). Sie folgt dem Ablaufmodell der allgemeinen strukturierenden Inhaltsanalyse nach Mayring und hat acht Phasen, die in der Folge beschrieben werden. Diese Phasen beschäftigen sich vornehmlich mit der Vorbereitung der Analyse des Materials durch die strukturierte Entwicklung und Beschreibung eines Auswertungsleitfadens.

*1. Festlegen der Analyseeinheit:*

Bei dieser ersten Phase der Analyse, in der noch nicht mit dem Datenmaterial gearbeitet wird, geht es um die Beschreibung der inhaltlichen Sinnabschnitte im Transkript. Die Kodiereinheit beschreibt den kleinsten Materialbestandteil, der ausgewertet werden darf, während mit der Kontexteinheit der größte Textanteil beschrieben wird, der unter eine Kategorie fallen kann. In der vorliegenden Studie sind sowohl einzelne Worte, als auch ganze Textpassagen als Kodiereinheit möglich. Die Auswertungseinheit, d.h. die Reihenfolge der Auswertung der Textteile, ist identisch mit dem Verlauf des Gespräches.

*2. Strukturierungsdimensionen (theoriegeleitet):*

Als weitere Vorbereitung werden inhaltliche Hauptkategorien und Strukturen aus der zentralen Fragestellung abgeleitet und theoretisch begründet. Der theoretische Hintergrund ergibt sich aus der beschriebenen Literaturrecherche. Diese Strukturdimensionen ähneln somit den Kategorien des PZIs:

- Art des Wissens
- Angst/Furcht
- Akzeptanz
- Diskussionen/ Gespräche in der Familie
  über das Thema
- Umgang mit Sterben und Tod/ dem
  Lebensende in der Familie
- Umgang mit Krankheitserfahrungen in
  der Familie

- Umgang mit Verlusten in der Familie
- Selbstbild
- (Perspektive auf eigene) Gesundheit
- Todesbild
- Endgültigkeit des Todes
- Vorstellungen vom Übergang und
  von dem „Danach"

*3. Bestimmung der Ausprägungen (theoriegeleitet); Zusammenstellung des
   Kategoriensystems:*

In der dritten Phase findet ebenfalls noch keine Arbeit am Datenmaterial statt. Sie dient der Ausdifferenzierung der Strukturierungsdimensionen. Durch ein Aufspalten der Dimensionen in Ausprägungen und deren Beschreibung, wird ein Kategoriensystem zusammengestellt. Hier bietet sich auch die Möglichkeit, die bisherigen Strukturierungsdimensionen zu überarbeiten.

| Themenfelder (PZI) | Strukturierungsdimensionen | Ausprägungen |
|---|---|---|
| Wissen und Vor-erfahrungen | 1. Art des Wissens | 1. erfahrungsbasiertes Wissen |
| | | 2. theoretisches Wissen |
| Angst/Furcht: | 2. Angst/ Furcht vor dem Tod | 1. vor eigenem Tod |
| | | 2. vor dem Tod anderer |
| | | 3. vor toten Körpern |
| | 3. Angst/ Furcht vor dem Sterben | 1. vor eigenem Sterben |
| | | 2. vor dem Sterben anderer |
| | | 3. vor Schmerz und Leid im Sterbeprozess |
| | 4. Angst/ Furcht vor Verlust durch Sterben und Tod<br><br>!! weitere Einteilung möglich: ja, nein, unbestimmt/ etwas | 1. vor dem Verlust der eigenen Existenz |
| | | 2. vor dem Verlust wichtiger Menschen |
| Akzeptanz: | 5. Akzeptanz<br><br>!! weitere Einteilung möglich: ja, nein, notgedrungen | 1. der eigenen Endlichkeit |
| | | 2. der Endlichkeit anderer Personen |
| | | 3. der Notwendigkeit von Tod und Sterben in der Natur |
| Familie: | 6. Diskussionen/ Gespräche in der Familie über das Thema | 1. ja, werden geführt |
| | | 2. teilweise möglich |
| | | 3. nein, werden nicht geführt |
| | 7. - Umgang mit Sterben und Tod/ dem Lebensende in der Familie | 1. allgemein |
| | | 2. bei persönlicher Betroffenheit |
| | 8. - Umgang mit Krankheitserfahrungen in der Familie | 1. allgemein |
| | | 2. bei persönlicher Betroffenheit |

| | 9. - Umgang mit Verlusten in der Familie | 1. allgemein |
| | | 2. bei persönlicher Betroffenheit |
| Selbstbild und eigene Gesundheit: | 10. Selbstbild | 1. Lebenseinstellung |
| | | 2. Bewusstsein über eigenes Leben und die eigene Endlichkeit |
| | | 3. Einstellung zu Suizid |
| | 11. (Perspektive auf eigene) Gesundheit | 1. eigene Erkrankungen/ Krankheitserfahrungen |
| | | 2. Bewusstsein über eigenes Verhalten |
| Glaube/ Religiosität: | 12. Todesbild | 1. nein, kein Bild vorhanden, |
| | | 2. Unsicherheit oder Offenheit |
| | | 3. ja, präzises Bild vorhanden, |
| | | 4. naturwissenschaftlich orientiert, |
| | | 5. spirituell orientiert |
| | 13. Endgültigkeit des Todes | 1. bewusst im naturwissenschaftlichen Sinne |
| | | 2. ohne Erwartungen |
| | | 3. wird nicht gesehen/ vorgestellt |
| | 14. Vorstellungen vom Übergang und von dem „Danach" | 1. nein, wird nicht gesehen, |
| | | 2. ohne Erwartungen |
| | | 3. wird vorgestellt |
| | | 4. wird mit Spiritualität/ Glaube verbunden |

*Tabelle 3:* Kategoriensystem

*4. Formulierung von Definitionen, Ankerbeispielen und Kodierregeln zu den einzelnen Kategorien:*

Eine weitere Differenzierung des Kodierleitfadens erfolgt durch die Formulierung von Definitionen, Kodierregeln und Ankerbeispielen. Diese Ankerbeispiele entstehen aus der ersten intensiveren Auseinandersetzung mit dem Datenmaterial. Sie geben Orientierung, wie auch die Regeln, die bei Abgrenzungsproblemen eine Zuordnung ermöglichen. Kernstück dieser Phase ist somit die genaue Definition der vorgegebenen Kategorien und die Festlegung von inhaltsanalytischen Regeln, wann eine Textstelle zugeordnet wird.

| Themenfelder (PZI) | Strukturierungsdimensionen | Ausprägungen (Kategorien) | Definition | Ankerbeispiele | Kodierregeln |
|---|---|---|---|---|---|
| Familie: | 6. Diskussionen/ Gespräche in der Familie über das Thema | 1. ja, werden geführt | Gespräche und Diskussion zum Thema Tod und Sterben sind in der Familie oder mit einzelnen Mitglieder möglich<br><br>Sowohl persönliche Gespräche, als auch beruflich motivierte | *und ich glaube, es ist immer noch ein prozess, der (0,2) so am fließen ist bei uns in der familie.*<br><br>*aber mittlerweile können wir drüber reden, doch auch wenn es grade durch das letzte jahr wo der bruder dann von meiner mutter gestorben ist und die mutter und ja (0,2) ja (1prä)* | Mindestens eine Person muss als Gesprächspartner vorhanden sein |
|  |  | 2. teilweise möglich | Gespräche und Diskussion zum Thema Tod und Sterben sind in der Familie oder mit einzelnen Mitglieder möglich,<br><br>werden aber auch von einzelnen abgeblockt<br><br>Sowohl persönliche Gespräche, als auch beruflich motivierte | *was ihm unheimlich schwer fällt, ist über das thema tod zu sprechen. also als ich von dem wochenende erzählt habe, ist er aus dem zimmer raus gegangen. er hat sich selber damit also nicht auseinander gesetzt oder möchte es auch nicht.* | Beschreibungen,<br><br>in denen sich eine Person aktiv dem Thema verweigert, andere aber gesprächsbereit sind<br><br>in denen nur persönlich oder nur berufliche Gespräche möglich sind |

| | | | | *gut, das ist seine persönliche entscheidung (2prä)* | |
| --- | --- | --- | --- | --- | --- |
| | | 3. nein, werden nicht geführt | Gespräche und Diskussion zum Thema Tod und Sterben sind in der Familie oder mit einzelnen Mitgliedern nicht möglich<br><br>Das Thema hat sich noch nicht als Diskussionspunkt ergeben | *meine mutter, die eh verdrängt das gerne, also die will auch nicht darüber reden. bei der ist auch immer direkt, so wenn irgendjemand stirbt, dann will sie zwar wissen warum der gestorben ist, aber dann gar nicht mehr. echt also, ja warum ist der denn gestorben und wenn man dann erzählt oder ihr erzählt, dann so, ja mehr will ich jetzt auch gar nicht hören und ah, sie sagt halt auch eh warum sie sich damit beschäftigen soll, weil sie lebt ja noch und so (3prä)* | Keiner spricht über das Thema<br><br>Es wird ausdrücklich verweigert über das Thema zu reden |

*Tabelle 4:* Beispiel für eine Kategorie im Kodierleitfaden

Insgesamt konnten aus den 6 Themenfeldern der PZI 14 Kategorien theoriegeleitet generiert und im Kodierleitfaden beschrieben werden. Dieser wurde nach der Auswertung der ersten drei Interviews überarbeitet (Phase 7) und zur Auswertung der Interviews genutzt.


*5. Materialdurchlauf: Fundstellenbezeichnung:*

Der erste Materialdurchlauf dient der Überprüfung des Kodierleitfadens. Die Analyseeinheiten werden entsprechend den festgelegten Regeln (Phase 1) identifiziert. Dazu werden die Textstellen markiert. Zentrale Fragen sind hierbei: Treffen die Kategorien zu? Lassen sich alle Stellen eindeutig zuordnen?


*6. Materialdurchlauf: Bearbeiten und Extrahieren der Fundstellen:*

Die weitere Bearbeitung beinhaltet die *inhaltliche Strukturierung* der markierten Textstellen. So wurden sie aus dem Text herausgeschrieben und in eine Tabelle eingefügt, die eine Zuordnung der entsprechenden inhaltlichen Kategorien erlaubte. Diese Kategorienbildung wurde durch eine Person durchgeführt, durch eine zweite überarbeitet und in der Peergroup immer wieder reflektiert und angepasst.


*7. Überarbeitung und ggf. Revision des Kategoriensystems und der Kategoriendefinition:*

Zuletzt gibt es die Möglichkeit der Überarbeitung des Kategoriensystems und der Definitionen. Dieser Schritt wurde in der beschriebenen Studie nach dem Durchlauf der ersten 3 Interviews gegangen. Eine bspw. vorgenommene Änderung im Leitfaden war die Umformulierung der Kodierregel zu der Strukturdimension 15 „Diskussionen/Gespräche in der Familie über das Thema":

| Ursprüngliche Kodierregel | Veränderte Kodierregel |
|---|---|
| Keiner spricht über das Thema | Keiner spricht über das Thema |
| | Es wird ausdrücklich verweigert über das Thema zu reden |

*8. Ergebnisaufbereitung:*

Je nach Art der Strukturierung, werden nach dem vollständigen Durchlauf des Datenmaterials die Ergebnisse aufbereitet. In der vorliegenden Auswertung wurden die Textabschnitte paraphrasiert und pro (Haupt-) Kategorie zusammengefasst. Diese Zusammenfassung integrierte auch die Ergebnisse der induktiven Auswertung, die folgend beschrieben wird.

### 3.3.2  Ablauf der induktiven Datenanalyse

Der induktiver Abgleich wurde eingesetzt, um Textpassagen in die Analyse einzubeziehen, die inhaltlich relevant schienen, aber den deduktiv ermittelten Kategorien zunächst nicht zugeordnet werden konnten. Leitend waren dabei folgende Fragen:

1.  Haben alle Kategorien eine Entsprechung in den Daten gefunden? (induktiver Abgleich)
2.  Gibt es unerwartete Gegebenheiten in den Daten, die nicht deduktiv abgeleitet werden konnten?
3.  Gibt es einen Anlass für die Bildung neuer Kategorien aus den Daten? (induktive Kategorienbildung)

Beispielhaft kann hier genannt werden, dass sich die deduktiv aus der Literatur ermittelten Kategorien in der Frage, ob die Person über das Thema Tod mit anderen Personen spricht, auf den Adressatenkreis der Familie konzentrierten. Es wurde aber deutlich, dass spätestens in der Post-Phase auch andere Personen außerhalb der Familie als Ansprechpartner in Frage kamen. Insofern wurde bei der Analyse eine entsprechende induktive Erweiterung vorgenommen. Ein weiteres Beispiel stellt der berufliche Umgang mit Sterben und Tod dar.

Eine Kategorie zum beruflichen Umgang mit Sterben und Tod war in dem zunächst theoretisch gebildeten Kodierschema nicht vorhanden und wurde im Interviewleitfaden nicht bedacht. In den prä-Interviews mit den jungen Krankenpflegenden war dieser jedoch immer wieder ein bedeutsamer Gesprächsgegenstand, der daraufhin in das Schema übernommen wurde (Kategorie: beruflicher Umgang mit Sterben und Tod).

*„beruflich ist es so, dass ich die Ausbildung zur Gesundheits- und Krankenpflegerin mache und dort zwar mit sterbenden Menschen zu tun habe, aber gar nicht richtig ermessen kann, wie das für sie ist. (...) so hatte ich das erste Mal als ich kontakt damit hatte in der Klinik richtig schockiert war, also nicht schockiert, aber ich war emotional vollkommen fassungslos, wie das ist. Ehm, ja das war halt der allererste*

*Fall, also überhaupt der allererste Fall. Ehm, ja ich habe das öfter erlebt, dass Patienten sterben, aber dann bin ich auch immer zu denen rein, habe versucht mit denen ein Gespräch zu führen, um irgendwie da einen Zugang zu finden. Aber dann kam immer irgendwann der Augenblick, wo ich eh emotional so berührt war, dass ich nicht mehr weitermachen konnte in diesem Gespräch."* (prä4)

Das Vorgehen der induktiven Analyse ist ebenso regelgeleitet, wie die deduktive Analyse und folgt vier Schritten, die nun anhand des genannten Beispiels (Tabelle 5) dargestellt werden:

*1. Paraphrasierung*

Die nach der deduktiven Analyse verbliebenen Textpassagen wurden in Einheiten kodiert und paraphrasiert. Für den Vorgang der Paraphrasierung legt Mayring fest, dass

- alle nicht oder weniger inhaltstragenden Textbestandteile, d.h. ausschmückende, wiederholende oder verdeutlichende Wendungen, gestrichen werden,
- alle inhaltstragenden, relevanten Textbestandteile auf eine sprachliche Ebene übersetzt werden,
- alle diese sprachlich vereinheitlichten Passagen in eine grammatikalische Kurzform umformuliert werden.

Auch hier wurde eine Tabelle angelegt, die die Analyseschritte übersichtlich darstellt. In einem weiteren Durchgang kann eine weitere Spalte mit dem Titel „Paraphrase 2" einfügt werden, die Korrekturen der ersten Paraphrase dient. Notwendig ist dies bspw., wenn die Paraphrase nach Rücksprache mit den anderen Kodierern sprachlich nochmals überarbeitet wird.

*2. Generalisierung*

Ausgehend von den Paraphrasen wurde im Schritt der Generalisierung ein einheitliches Abstraktionsniveau für alle Kodierungen angestrebt. Mayring stellt dazu die folgenden Regeln auf:

- Generalisiere die Gegenstände der Paraphrasen auf die definierte Abstraktionsebene, sodass die alten Gegenstände in den neu formulierten impliziert sind,

- Generalisiere die Satzaussagen auf gleiche Weise, d.h. die Prädikate,
- Belasse die Paraphrasen, die bereits über dem angestrebten Abstraktionsniveau liegen,
- Nimm theoretische Vorannahmen bei Zweifelsfällen zu Hilfe.

## 3. Erste Reduktion

Der Generalisierung aller Paraphrasen folgt die erste Reduktion des Materials. Sie wird vorgenommen, indem

- bedeutungsgleiche Paraphrasen innerhalb der Auswertungseinheiten gestrichen werden,
- Paraphrasen, die auf dem neuen Abstraktionsniveau nicht als wesentlich inhaltstragend erachtet werden, gestrichen werden,
- zentral inhaltstragende Paraphrasen weiterhin übernommen werden,
- in Zweifelsfällen theoretisch Vorannahmen zu Hilfe genommen werden.

In diesem Schritt ist es möglich, einzelne Paraphrasen zu streichen, da sie als nicht inhaltstragend erachtet wurden.

## 4. Zweite Reduktion

Dieser zweite und letzte Reduktionsprozess bildet mittels Bündelung, Konstruktion und Integration die eigentlichen Kategorien heraus. Auch hier legt Mayring Regeln fest, deren Umsetzung beispielhaft aufgezeigt wird.

- Paraphrasen mit gleichem oder ähnlichem Gehalt werden zusammengefasst (gebündelt),
- Paraphrasen mit mehreren Aussagen zu einem Gegenstand werden zusammengefasst (konstruieren/integrieren),
- Paraphrasen mit gleichem oder ähnlichem Gegenstand und verschiedener Aussagen werden zusammengefasst (konstruieren/integrieren),
- im Zweifel werden theoretische Vorannahmen zu Hilfe genommen.

Wie dargestellt, werden die in der Tabelle aufgelisteten und auf dem Generalisationsniveau reduzierten Paraphrasen durchgestrichen. Damit soll sichergestellt werden, dass jede Paraphrase während des Reduktionsprozesses reduziert wurde.

| Ab-satz | Original-zitat | Paraphrase 1 | Generalisie-rung | Reduzie-rung1 | Reduzie-rung2 |
|---|---|---|---|---|---|
| 30 | da finde ich habe ich jetzt so eine methode entwickelt oder so was oder wie kann man das nennen, eine tech-nik, um besser mit den leuten darüber sprechen zu können und, | ich finde, ich habe jetzt eine methode entwickelt, eine technik, um besser mit leuten darüber sprechen zu können | findet, er habe jetzt eine methode entwickelt, eine technik, um besser mit leuten darüber sprechen zu können | ~~findet, er habe jetzt eine methode entwickelt, eine technik, um besser mit leuten darüber sprechen zu können~~ | Er findet, er habe jetzt eine methode entwickelt, eine technik, um besser mit leuten darüber sprechen zu können. wie bei der valida-tion versucht er durch spiegelung herauszukrie-gen, wie der mensch sich fühlt, wie er ist, was er herauskriegen kann, um ihn vielleicht zu beruhigen oder ihm zu helfen |
| 32 | ja ich versuche halt die sachen, die die auffas-sen, so weiter in die materie weiter reinzu-kommen und genau zu her-auszufin-den, wie die sich fühlen. | ich versuche weiter in die materie rein-zukommen und herauszu-finden, was sie auffassen und wie die sich fühlen. | versucht weiter in die materie rein-zukommen und herauszu-finden, was sie auffassen und wie die sich fühlen. | | |

| Ab-satz | Original-zitat | Paraphrase 1 | Generalisie-rung | Reduzie-rung1 | Reduzie-rung2 |
|---|---|---|---|---|---|
| 32 | wie es auch bei valida-tion und so was ist, ne?, dass man halt durch spiegelung und so was heraus-kriegt, wie fühlt der mensch sich, wie ist der, was kann ich da für sachen herauskrie-gen, um ihn vielleicht zu beruhi-gen oder zu helfen? | wie bei der validation versuche ich durch spiege-lung heraus-zukriegen, wie fühlt der mensch sich, wie ist der, was kann ich herauskrie-gen, um ihn vielleicht zu beruhigen oder ihm zu helfen? | wie bei der validation versucht er durch spiege-lung heraus-zukriegen, wie der mensch sich fühlt, wie er ist, was er herauskriegen kann, um ihn vielleicht zu beruhigen oder ihm zu helfen | ~~wie bei der validation versucht er durch spiege-lung heraus-zukriegen, wie der mensch sich fühlt, wie er ist, was er herauskriegen kann, um ihn vielleicht zu beruhigen oder ihm zu helfen~~ | |

*Tabelle 5:*　　　Induktive Analyse

Diese vier Schritte wurden für alle deduktiv nicht zuordenbare Textpassagen umgesetzt. Die daraus abgeleiteten Kategorien wurden in die Ergebnisse der deduktiv inhaltlich-strukturierenden Analyse integriert. Neben einer genaueren Ausdifferenzierung deduktiv hergeleiteter Kategorien konnten durch das indukti-ve Vorgehen insgesamt vier weitere, bisher nicht verwendete Kategorien identifi-ziert werden.

## 3.4 Typenbildung

Die Daten der Untersuchung wurden nach der Inhaltsanalyse einer Typenbildung unterzogen. Die Untersuchung von Häußler (2011) über das Leben von Jugendlichen nach dem Tod eines nahen Anderen bestätigt die hier vertretene Ansicht, dass die Ergebnisse auch und gerade bei einer kleinen Fallzahl in einer Typologie dargestellt werden können.

Die vorliegende Untersuchung fragt nach Einstellungen zum Lebensende und deren Veränderung. Eine Einstellung ist durch eine Typik oder als Typik strukturiert, analysierbar. Jeder Typus enthält mehrere Merkmale, mindestens zwei. Die Kombination dieser Merkmale und ihrer Ausprägungen bezeichnet das Typische eines Gegenstandsbereiches („der unerfahrene Jugendliche", „der religiöse Schüler"). Nach dem Wandel von Einstellungen zu fragen bedeutet, Veränderung in der Ordnung der Typen zu untersuchen.

Ein Typus ist als eine Kombination von Merkmalen umfassender als ein singulärer Einzelfall und zugleich weniger umfassend als eine Totalität. Der Typus repräsentiert eine relative Allgemeinheit! Seine Bildung geht den Weg: vom Einzelfall („Peter hat Angst vor dem Tod.") zur relativen Allgemeinheit des Typus („Peter fühlt wie ein Junge, der Angst vor dem Tod hat."; vgl. auch Kap. 1 „Die Typik im Licht der Wissenschaftstheorie").


### 3.4.1 Der Merkmalsraum

Für den Prozess der Typenbildung (im Ausgang von: Kelle/Kluge 1999, Kuckartz 2010) ist das Konzept des „Merkmalsraums" zentral. „Merkmale konstituieren einen n-dimensionalen Merkmalsraum." (Kuckartz 2010, 557). Das bedeutet, dass entsprechende Typologien immer einen Merkmalsraum haben, dessen Merkmale dazu dienen, das untersuchte Individuum darin zu verorten. Daher bestehen Typologien auch immer aus mindestens zwei Merkmalen.

Im vorliegenden Projekt gelten die Kategorien und ihre Ausprägungen (vgl. Tabelle 3) als Merkmale des Merkmalsraums.

- Kategorie: Wissen/Vorerfahrung
- Kategorie: Angst/Furcht
- Kategorie: Akzeptanz
- Kategorie: Familie
- Kategorie: Selbstbild
- Kategorie: Glaube

### 3.4.2  Von der Inhaltsanalyse zur Typenbildung

Nach der dargestellten inhaltsanalytischen Auswertung erfolgte die weitere Aufarbeitung und Integration der Ergebnisse in die Typenbildung fallbezogen.

Der grundsätzliche Verlauf einer Typenbildung (Kuckartz 2010, 557) lässt sich in vier Phasen beschreiben:

1. Definition des Merkmalsraums
2. Konstruktion der Typologie, d.h. Gruppierung der Fälle zu Typen
3. Beschreibung der einzelnen Typen der gebildeten Typologie
4. Zuordnung der Einzelfälle zu den gebildeten Typen

In der vorgestellten Studie verlief die Bildung der Typen ebenfalls in mehreren Schritten. Nach der Definition des Merkmalsraums, wurden die inhaltsanalytischen Ergebnisse weiter bearbeitet. Zur Visualisierung möglicher Veränderungen wurde das Datenmaterial hinsichtlich der Häufigkeit und Intensität der beschriebenen Einstellungen analysiert. In einem diskursiven Prozess der Forschergruppe wurden die Kategorien der inhaltsanalytischen Auswertung für jeden Teilnehmer gewichtet und mit einem Zahlenwert (0-4) hinterlegt. Dieser Schritt ermöglichte die grafische Darstellung individueller Einstellungen und deren Veränderung. Ergebnis dieses Schrittes sind Schaubilder jedes Teilnehmers, die die relevanten Kategorien mit Ihren Veränderungen abbilden (siehe 5.1). In einem zweiten Schritt wurden Fallbeschreibungen zu den Teilnehmern entwickelt, die die Veränderungen der Einstellung vom prä- zum post-Interview einschlossen. Der zentrale Aspekt der Veränderung wurde hierbei als Titel der Fallbeschreibung verwendet (siehe 5.1). Bei dieser Bearbeitung zeigte sich, dass die erfragten Veränderungen jeweils nur an bestimmten Kategorien/Ausprägungen des Merkmalsraums abzulesen sind, während andere konstant bleiben. Weil die Forschungsfrage nach Veränderungen in der Einstellung fragt, kann sich die Typenbildung daher auf diese *signifikanten Veränderungen* innerhalb des Merkmalsraums konzentrieren. Diese stellten somit eine induktiv geleitete Reduktion des ursprünglich angenommenen Merkmalsraumes dar und dienten der Verortung, d.h. Typisierung der Teilnehmer. Die gebildeten Typen sind daher „natürliche Typologien". Von allen „künstlichen Typologien", die rein logisch durch eine Kombination aus Merkmalen und ohne Rücksicht auf eine Empirie konstruiert werden könnten, wurde abgesehen (vgl.: Kuckartz 2012, 122).

## 4    Computergestützte Analyse

Die Auswertung wurde durch die Software MaxQDA elektronisch unterstützt. Damit konnten der Materialdurchlauf und die Revison des Kodierleitfadens systematisch durchgeführt werden. Die eigentliche Analysearbeit wurde jedoch mittels Tabellen im Word-Format durchgeführt.

### 4.1  Gütekriterien

Als wesentliches Gütekriterium kann die Durchführung der Auswertung im Forscherteam gesehen werden. Das gewählte Verfahren ermöglichte eine zweifache Kontrolle der Auswertung durch die Forscher. Gemeinsame Besprechungen ergänzten diesen Prozess und führten zu konzertierten Ergebnissen.

Um mögliche Einflüsse der Hypothesen der Forscher auf die Interviewführung in der Postphase zu verhindern, fand vor den Post-Interviews eine Besprechung im Forscherteam statt. Bei dieser wurden eigene Annahmen formuliert und reflektiert. Im Anschluss konnte das Vorgehen im Interview besprochen werden.

### 4.2  Forschungsethik

Für das BMBF-Projekt wurde eine ausführliche Aufklärung erstellt. Bei minderjährigen Teilnehmern mussten die Eltern und die Teilnehmer der Teilnahme und der Verwendung der Daten zustimmen. Für die Begleitstudie wurde eine zusätzliche schriftliche informierte Zustimmung eingeholt. Die Teilnehmer konnten nach der Ansprache frei entscheiden, ob sie bereit zur Teilnahme an der Begleitstudie waren. Dafür hatten sie einige Tage Zeit. Zudem hatte ihre Entscheidung keinen Einfluss auf die Teilnahme an dem BMBF-Projekt. Vor der Zustimmung wurde nochmals eine mündliche Aufklärung durchgeführt.

Die Ethikkommission der Universität Witten/Herdecke erteilte dem Projekt im Mai 2012 ein ethisches Clearing (Ethikkommission der Universität Witten/Herdecke, Antrag 45/2912).

## 5 Ergebnisse: Inhaltsanalyse, Typenbildung

*Zusammenfassung der Ergebnisse zur Gesprächssituation und berichteten Schlüsselerlebnissen*

Grundlage unserer Forschungsfrage ist, dass wir von einer Veränderung der Einstellung ausgehen, die durch das Gespräch beeinflusst/ befördert wird. Die Teilnehmer sprechen jedoch auf Nachfrage nicht von einer solchen Wirkung. Vielmehr beziehen sie erlebte Einstellungsveränderungen am ehesten auf das gesamte Projekt (inklusive Workshop, etc.), wenn sie überhaupt von einer erlebten Veränderung sprechen.

Treten also Veränderungen auf, oder nicht? Und sind diese auf die Gespräche zurückzuführen, oder nicht?

In den Falldarstellungen wird deutlich, dass nicht alle Teilnehmer ihre Einstellung zu Sterben und Tod verändern. Teilweise entwickeln sich Vorstellungen weiter, manifestieren sich Einstellungen und ergeben einen Wandel von passivem Nachdenken hin zu aktivem Gestalten (s.o.). Es treten jedoch auch grundsätzliche Veränderungen auf – insbesondere bei denen, die bisher kaum oder wenig Erfahrungen haben, oder besonders große Angst beschreiben.

Dabei begegnen den Teilnehmern in den Gesprächssituationen immer auch Themen, die genau ihre momentane Problematik oder ihren (Wissens-)Stand betreffen/ bedienen. Diese Schlüsselerlebnisse in oder nach den Gesprächen sind die zentralen Momente, die alle Teilnehmer erinnern und in den zweiten Interviews beschreiben. Sie führen zu den Veränderungen. Der Rest der Gespräche scheint „unwichtig", bzw. nur als allgemeine Situation/Bedingungen relevant.

Die (Vidoeo-)Aufnahmesituation:

Wie bereits bei der ersten Durchsicht der Interviews herausgearbeitet, stellte die Gesprächssituation für einige Teilnehmer eine besondere Herausforderung dar. Nicht nur das Gespräch selbst, sondern auch die Aufnahmesituation, das Verhalten der Kameramänner und die Begleitung spielen dabei eine wesentliche Rolle. Viele Teilnehmer berichten davon, dass sie durch die Kameramänner gedrängt wurden, forscher nachzufragen. Einigen wurde nach der Videoaufnahme gesagt, dass sie ihren „Auftritt" noch besser und intensiver im Sinne einer Präsentation hätten anlegen sollen. Bei manchen Teilnehmern führte dieser zusätzliche Druck dazu, dass das Gespräch als sehr unangenehm oder schrecklich erlebt wurde, oder dass sie danach intensiver Betreuung bedurften.

Als wesentlicher Stabilisationsfaktor wurde das Schaffen einer möglichst angenehmen und stressfreien Umgebung mit erfahrener psychologischer Betreuung nach dem Gespräch deutlich.


### 5.1 Fallbeschreibungen und die Abbildung von Haltungsänderungen

Im folgenden Abschnitt werden die einzelnen Fallbeschreibungen der Studienteilnehmer dargestellt. Die Überschriften der Fallbeschreibungen bezeichnen den zentralen Wandel oder die besondere Erkenntnis, die sich bei den Teilnehmern nach dem Gespräch ergeben hat. Sie zeigen verschiedene wiederkehrende und teilnehmerübergreifende Elemente, wie eine sehr durch das (eigene lebendige) Leben geprägte Perspektive, die Angst vor Verlusten, den Umbruch von passivem Verhalten (mit Hilflosigkeit und Ungewissheit) zu aktiver Gestaltung (bspw. durch Sprechen), oder die Unfasslichkeit der eigenen Endlichkeit.

Zudem lassen sich bei einigen Teilnehmern ähnliche Entwicklungen feststellen, d.h. sie „gehen denselben Weg" teilweise aber von verschiedenen Anfangs- und Endpunkten aus (3 und 8; 1 und 5; ggf. (4), 6 und 7).

Die Überschriften lauten:

1. Sicherheit erfahren und Begleitung gestalten
2. Ich und die anderen – vom Leben her gedacht (Das Leben, ich und die anderen)
3. Erfassen was Tod und Sterben bedeuten
4. Mit Ungewissheit und Angst leben lernen
5. Aktiv auseinandersetzen und gestalten
6. Sprechen lernen
7. Normalität finden
8. Sterben als individueller Prozess von verlassen und verlieren


### 5.1.1 Falldarstellung Teilnehmer 1: „Sicherheit erfahren und Begleitung gestalten"

*Allgemein*:
Die Teilnehmerin ist weiblich, zum Zeitpunkt der Interviews 24 Jahre alt, Studentin und hat bisher eine persönliche Erfahrung mit Sterben und Tod gemacht. Sie hat sich mit dem Thema vor allem im Rahmen des Studiums beschäftigt. Es hat für sie eine große Bedeutung.

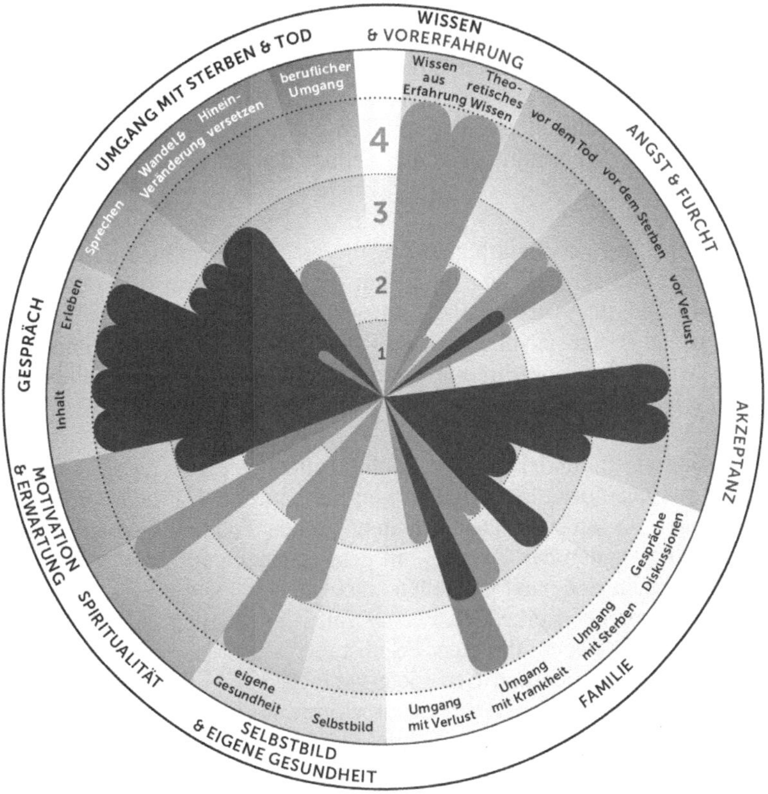

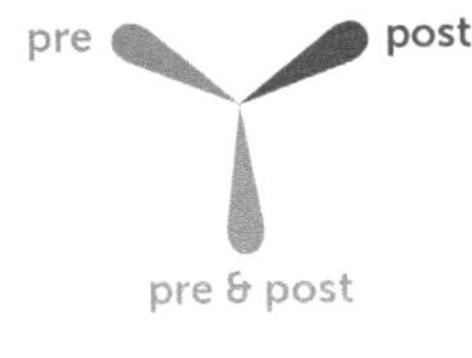



*Die nebenstehende Aufschlüsselung gilt für alle Kreisdiagramme dieses Beitrages.*

*Abbildung 2*

*Beschreibung:*
Die Teilnehmerin erlebt keinen grundsätzlichen Wandel ihrer Einstellung zu Tod und Sterben, entwickelt jedoch ihre Vorstellungen weiter. Zentral sind dafür zwei Schlüsselerlebnisse aus dem Gespräch mit einer sterbenden Frau, wie auch die allgemeine Auseinandersetzung mit Tod und Sterben in dem Projekt. Sie hat zudem prägende Vorerfahrungen, die sie bei der Frage nach entsprechenden erwähnt:

1. Zu Projektbeginn verstarb eine Angehörige. Diese wurde durch die Familie begleitet und verstarb sehr ruhig. Für die Teilnehmerin war dies ein „stimmiger" Tod, der – neben aller Trauer – ein gutes Gefühl hinterließ. Diesen guten Tod grenzt sie von einem maschinellen Tod ab, der „schlimm" ist.
2. Die Mutter der Teilnehmerin erkrankte vor einigen Jahren schwer. Diese Zeit erlebte sie als „bodenlos" und durch Verlustängste geprägt.

Beide Erfahrungen führen dazu, dass die Teilnehmerin einen starken Zusammenhang zwischen der Sinnhaftigkeit von Sterben und Tod und der Begleitung der jeweiligen Person sieht. Daneben sieht sie den Tod und die eigene Endlichkeit als nicht zu ändernden Fakt an, mit dem es jedoch auch nicht leicht ist umzugehen. Sie kann sich nicht vorstellen „nicht zu sein" und glaubt, dass der eigene Tod auch nur der sterbenden Person selbst zugänglich ist. Wichtig ist ihr daher während des Lebens das eigene Selbst zu realisieren.

Diese Einstellungen und Gedanken verändern sich im Laufe des Projektes nicht. In dem Interview nach dem Gespräch mit der sterbenden Frau erklärt sie, sie möchte das Ziel verwirklichen, „alles gesagt zu haben und nichts zu bereuen", und dass der Übergang in das, was nach dem Sterben kommt, letztendlich nicht mitgegangen werden kann. Ein Perspektivenwechsel ist vor allem in einzelnen Formulierungen zu finden (prä: das eigene Sterben ist nur einem selbst zugänglich; post: der Übergang kann nicht mitgegangen werden). Die Idee der Sinnhaftigkeit von Begleitung sterbender Menschen wird dabei zum eigenen Anspruch. Zudem wird erkennbar, wie sie diesen selbst in die Tat umsetzen möchte.

Zwei Erlebnisse in der Gesprächssituation sind für die Teilnehmerin besonders präsent:

- Die Gesprächspartnerin hatte Schmerzen, was die Teilnehmerin miterlebte. Sie spricht im zweiten Interview in dem Zusammenhang von einer Beeinträchtigung im Dasein und bewundert die Frau für ihre Energie. Diese Stärke hat sie als sehr schönen erlebt, auch wenn ihr das Miterleben der Schmerzen eigentlich sehr schwer fiel.

- Die Gesprächspartnerin schien sehr wenig mit ihrer Familie über ihre Situation zu sprechen und vor allem alleine damit umgehen zu wollen. Die Teilnehmerin äußert, dass es ihr „wehtat" mit zu bekommen, dass die Frau dadurch „sehr viel alleine tragen" musste.

Ergebnis des Perspektivenwechsels ist somit, dass die Angst der Teilnehmerin vor einem sinnlosen Tod abnimmt. Dabei spielt die Möglichkeit der Begleitung eine wesentliche Rolle. Sie sollte Teil einer „tiefen Erfahrung" sein. Aber auch das Erleben von Schmerzen, das für die Frau scheinbar erträglich war, ist ein angstnehmender Faktor. Hingegen wird das „Alleinsein" – auch im Sinne eines Nicht-teilen-Wollens – sehr negativ von ihr besetzt, sogar als zentrale Belastung wahrgenommen. Das Gespräch, das laut Teilnehmerin eine „wahre Begegnung", „ein purer Moment" war, konnte sie somit beruhigen und ihr Sicherheit geben. So konnten auch die eigenen Vorerfahrungen neu bewertet werden. Ergebnis des Prozesses ist eine klare Fokussierung auf die mögliche Gestaltung einer Begleitung.

### 5.1.2 Falldarstellung Teilnehmer 2: „Ich und die anderen – vom Leben her gedacht" (das Leben, ich und die anderen)

*Allgemein*:
Der Teilnehmer ist männlich und zum Zeitpunkt der Interviews 23 Jahre alt. Er macht eine Ausbildung und berichtet von zahlreichen Erlebnissen, in denen er durch Unfälle oder Notfälle Menschen hat sterben sehen. Zudem erlebte er Sterbefälle in der Familie. Er hat sich bereits viel mit dem Thema auseinandergesetzt, wobei er im Zusammenhang mit seinem Todesbild immer wieder einen Schwerpunkt auf mystische Erklärung und Vorstellung legt.

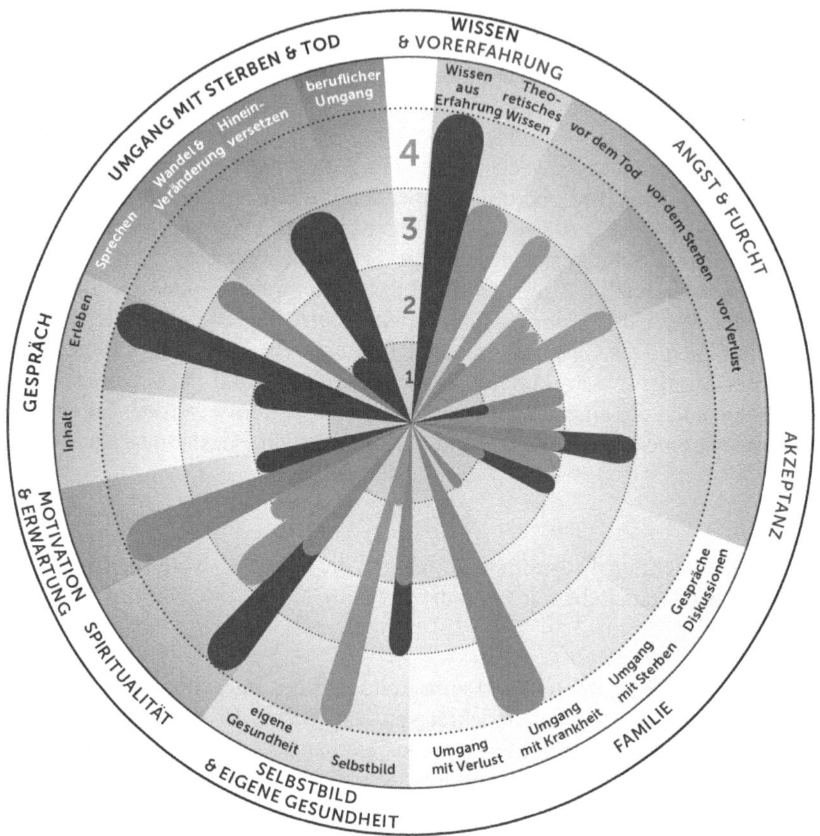


*Abbildung 3*

*Beschreibung*:
Der Teilnehmer erlebt, wie er auch selbst berichtet, keinen generellen Wandel seiner Einstellung zu Sterben und Tod. Grundsätzlich schwankt diese zwischen einer fast gleichgültigen Abgeklärtheit dem eigenen Tod gegenüber, wie der biologischen Tatsache, dass Menschen sterben müssen, und einer großen Verlustangst die Familie und nahestehende Personen betreffend. Diese zeigt sich in Hilflosigkeit oder Wut, die zu scheinbar nicht kontrollierbaren Handlungen führen („Ausrasten"; „ich wüsste nicht, was ich dann machen würde").

Der Teilnehmer, nach eigenen Aussagen christlich erzogen, stellt sich kein Leben nach dem Tod vor. Er glaube nicht an Gott, sondern favorisiert „wenn überhaupt" mystische Erklärungen. Vor allem mit germanischen Götterkulten hat er sich auseinandergesetzt. Sein Todesbild bleibt aber biologisch geprägt.

In der Familiengeschichte spielt der drohende Verlust eines Angehörigen eine große Rolle. Dieses und andere Erlebnisse scheinen jedoch gut reflektiert und verarbeitet. Im Gespräch mit dem sterbenden Menschen trifft der Teilnehmer auf einen Mann, mit dem er sich, nach anfänglicher Unsicherheit, sehr gut unterhalten kann. Sie entdecken gemeinsame Interessen (Handwerk, Kunst). Er bezeichnet das Gespräch im zweiten Interview sogar als „perfekt", erzählt aber gleichzeitig davon, dass die Ehefrau zunächst sehr kritisch war. Ihr Kommentar, der Mann würde nicht gerne über seine Erkrankung sprechen, führte dazu, dass sich der Teilnehmer tatsächlich nicht traute, die Themen Sterben und Tod anzusprechen. Er findet das im Nachhinein auch gut und hat Verständnis für die Ehefrau. In seiner Wahrnehmung der Situation, hat er die Möglichkeit, die „Situation der Familie nachzuvollziehen", was er mit den eigenen Erfahrungen in seiner Familie erklärt. Kurz darauf erklärt er, dass er die Situation seines Gesprächspartners, d.h. des sterbenden Menschen, jedoch nicht nachvollziehen könne.

Sein eigener Umgang mit der Gesprächssituation ist ambivalent. Einerseits scheint es ihm unter anderem mit lauter Musik auf dem Nachhauseweg gelungen zu sein, sich von der Situation zu distanzieren. Andererseits macht er sich Gedanken darum, wie es dem Gesprächspartner gehen mag. Diese Ungewissheit über den weiteren Verlauf, die auch ein Festhalten ermöglicht, scheint er schon in der Gesprächssituation selbst eingeleitet zu haben, indem er „ein weiteres Gespräch" mit dem Mann „verabredete".

Der Teilnehmer empfindet ein Gefühl von Dankbarkeit, die Möglichkeit gehabt zu haben, dieses Gespräch zu führen, und Gefühle von Freude wie auch Trauer, weil ihm der Hintergrund dieses Gespräches, dass diese „Person sterben wird", bewusst ist. Gleichzeitig scheint das Projekt als gemeinsames Gruppenerlebnis immer wieder im Vordergrund zu stehen.

Insgesamt fällt die Differenz zwischen der Einstellung zum eigenen Sterben und dem Verlust nahestehender Menschen durch deren Tod auf. Sie werden immer wieder durch die eigene, vom Leben her gedachte Perspektive durchwirkt. Die eigene Endlichkeit ist „nicht so dramatisch". Der Tod an und für sich ist biologisch erklärbar und insofern interessant. Der Verlust anderer Menschen jedoch, wie auch die damit verbundene Trauer, Unsicherheit und auch Ungewissheit über den Verlauf werden als problematisch erlebt, zumal er damit leben und umgehen lernen muss.

### 5.1.3 Falldarstellung Teilnehmer 3: „Erfassen, was Tod und Sterben als Trauer und Verlust bedeuten"

*Allgemein:*
Der Teilnehmer ist männlich, zum Zeitpunkt der Interviews 17/18 Jahre alt, Schüler und hat bisher keine persönlichen Erfahrungen mit Sterben und Tod gemacht. Er hat sich auch nur wenig mit dem Thema beschäftigt, das dennoch einen gewissen Reiz für Ihn hat.

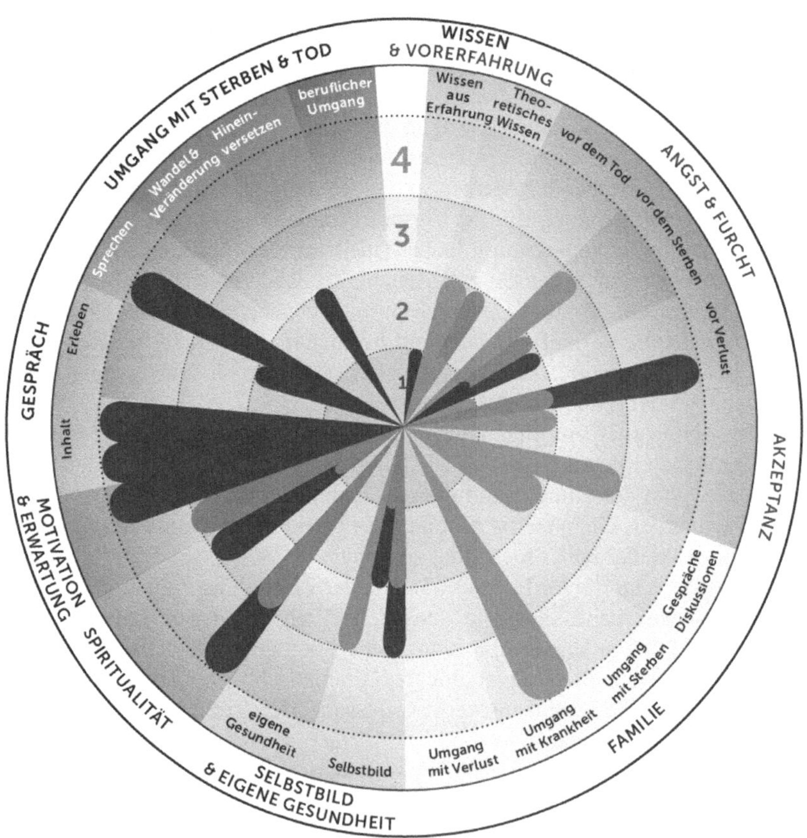


*Abbildung 4*

*Beschreibung:*
Die Einstellungsänderung, die sich bei dem.Teilnehmer vollzieht, hängt nicht nur mit dem Gespräch; sondern mit dem gesamten Projekt und der Beschäftigung mit Tod und Sterben zusammen. Seine Auseinandersetzung mit dem Thema war in dieser Zeit intensiver, als sie es normalerweise im Alltag gewesen wäre. Zudem verstarb zu Projektbeginn der Vater einer Mitschülerin. Deren Umgang mit der Situation fand er beeindruckend.

In dem Gespräch selbst hat er ebenfalls ein Schlüsselerlebnis: der Gesprächspartner und er sprachen unter anderem über ihre Berufe. Der Mann erzählte daraufhin, „dass er einen behinderten Sohn hat, um den er sich ganz lieb gekümmert hat", wie sich herausstellte. Die darauf folgende Erkenntnis, dass der Mann seinen Sohn und die Ehefrau zurücklassen würde, ist der wesentliche Auslöser der Einstellungsänderung des Teilnehmers. Intensiviert wird dieser Eindruck durch den Kommentar des Mannes, „der Sohn würde nicht verstehen, dass er bald stirbt und sollte ihn auch möglichst schnell vergessen".

Das Bild, das sich der Teilnehmer vor dem Projekt vom Lebensende macht, ist zunächst rein biologisch, abstrakt und vom Leben her gedacht. Er möchte vor allem von Sterbenden für das Leben lernen, „was man besser machen kann und was gut ist". Er scheint ganz im Leben verhaftet und stellt sich zum ersten Mal „letzte Fragen". Zusätzlich sieht er die Beschäftigung mit Sterben und Tod als gute Vorbereitung gegen die Hilflosigkeit gegenüber dem eigenen Tod. Er meint, dass, auch wenn jeder weiß, dass er sterben muss, man sich hilflos fühlt, wenn man bald stirbt. Die frühere Auseinandersetzung führt zu einem besseren Bewusstsein und hilft. Er betont, dass aus seiner Sicht Sterben egal ist, wenn es keine Beziehungen gibt. Diese können zur Natur, oder zu anderen Menschen sein. Wenn keine Beziehungen da sind, ist Sterben „egal".

Im Folgeinterview ist das Bild vom Sterben anders, da das Thema Verlust/ Verlassen im Fokus steht. Der Teilnehmer sieht persönlich auch die Notwendigkeit, seine Zeit besser zu nutzen. Neu und wesentlich präsenter ist jedoch die Erkenntnis, dass Sterben bedeutet, andere zurück zu lassen. Es gibt, wie bei dem Gesprächspartner, Zurückbleibende, für die der Tod traurig ist.

Diese Veränderung wird begleitet von einem leichten Perspektivwechsel in Bezug auf die Einstellung zum Tod, der Bedeutung eines „danach" und zur Akzeptanz von Tod und Sterben. Im ersten Interview scheint das Konzept Tod nur biologisch fassbar. Ein schmerzloser Tod erscheint angstfrei und Tod als natürlicher Fakt ohnehin nicht zu ändern, sondern zu akzeptieren. Die Vorstellung von dem, was ggf. nach dem Tod passiert, ist unsicher. Im zweiten Interview wird die Möglichkeit eines „qualvollen" Todes in Betracht gezogen und verursacht Angst. Hier wird ein „Danach" als Befreiung angesehen, wobei die allgemeine Unsicherheit einer Beschreibung mehrerer Optionen weicht. Der Gesprächspartner sagte, er sei gläubig und glaube auf jeden Fall, dass etwas nach dem Tod kommt. Sie bemerkten, dass sie, obwohl sie zwei verschiedene Ansätze haben, „beide nicht wissen was kommt". Nach dem Tod sind sowohl das Weiterleben der Seele als Kraft möglich, oder eine Wiedergeburt, wie auch die christlichen Vorstellungen. Die Akzeptanz von Tod und Sterben als natürliches Ereignis bleibt bestehen. Hinzu kommt, dass der Teilnehmer sein eigenes Sterben akzeptiert „als Einschlafen".

Im Zentrum der Veränderung steht also, dass Tod und Sterben nicht mehr nur natürlich/biologisch gesehen werden, sondern die psychosoziale und spirituelle Dimension erstmals genauer betrachtet wird. Besonders präsent ist der Verlust, den Angehörige erleiden und der zu Trauer führt. Weniger deutlich ist der Aspekt, dass Sterben auch leidvoll erlebt werden kann. Ein leichter Bezug auf die eigene Person ist zu erkennen.


5.1.4  Falldarstellung Teilnehmer 4: „Mit Ungewissheit und Angst leben lernen"

*Allgemein*:
Die Teilnehmerin ist weiblich und zum Zeitpunkt der Interviews 25 Jahre alt. Sie ist Auszubildende in der Krankenpflege und hat bisher eingeschränkte berufliche Erfahrungen mit Sterben und Tod gemacht. Sie hat sich nur wenig mit dem Thema, das für sie sehr angstbesetzt ist, beschäftigt.

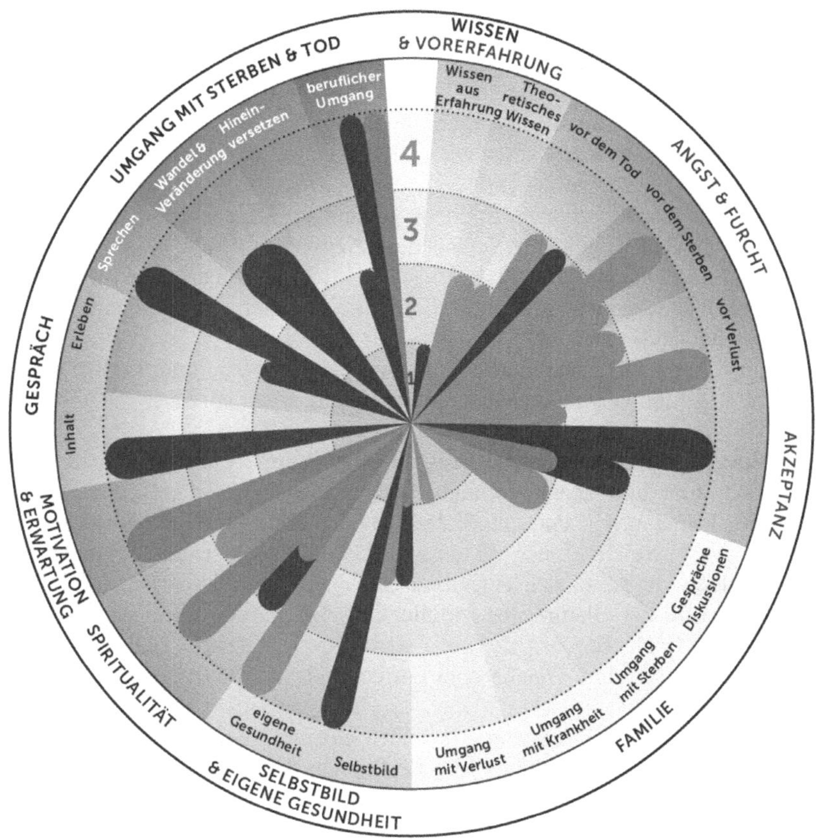


*Abbildung 5*

*Beschreibung*:
Die Teilnehmerin erlebt einen starken Wandel ihrer Einstellung zum Lebensende, die zunächst durch massive Ängste geprägt ist. Diese generelle Angst hat viele Ausprägungen. So beschreibt sie vor ihrem Gespräch in dem Projekt, dass sie

- in der Klinik, d.h. im beruflichen Kontext, sehr hilflos ist. Sie hat in der Ausbildung ein Seminar zu Sterben und Tod erlebt, das ihr jedoch „nicht viel neues Wissen oder Sicherheit" geben konnte. In der Praxis ist es ihr nicht möglich, mit sterbenden Menschen oder deren Angehörigen zu sprechen. Diese Situationen stellen für sie eine Überforderung dar, so dass sie „einige begonnene Gespräche abbrechen" musste.

- sie den Anspruch oder das Bedürfnis hat, „richtig zu leben". Sie meint, dass sie an und für sich Freude am Leben hat, aber auch eine gewisse Angst, von der „eigenen Endlichkeit eingeholt" zu werden. Die Vorstellung, dass das Leben, das sie gelebt hat, vielleicht nicht das sein könnte, was sie leben wollte, ist für sie erdrückend.
- nicht nur vor der eigenen Endlichkeit, sondern auch vor dem eigenen Sterben (gegebenenfalls mit Schmerzen) Angst hat. Hinzu kommt, dass sie glaubt, dass das Sterben anderer „schrecklich" ist, wenn man vorher davon weiß. Insbesondere vor dem Tod der eigenen Eltern, die bereits etwas älter sind, hat sie Angst.
- sehr intensiv über den Verlust nachdenkt, der mit Tod und Sterben verbunden ist. „Man verliert den anderen Menschen, wenn er stirbt."

Eine Akzeptanz von Sterben und Tod gibt es zu Projektbeginn also nicht. Beides wird als traurig und unausweichlich beschrieben. Es sei dann „alles vorbei", meint die Teilnehmerin und empfindet die Endlichkeit des Lebens als schrecklich und „verlustreich". Sie weiß, dass alle Dinge, auch schöne Erlebnisse, enden. Dennoch wünschte sich eigentlich Unendlichkeit. Als christlich erzogener Mensch gibt ihr der Glaube eine Möglichkeit, der Endlichkeit die Endgültigkeit zu nehmen. Sie glaubt, dass sie ihre Angehörigen vielleicht wiedersehen kann. Generell denkt sie, dass Glaube eine Zuflucht ist und gläubigen Menschen Gewissheit geben kann.

In der Familie der Teilnehmerin finden nur wenige Gespräche (mit dem älteren Bruder) über Sterben und Tod statt. Das Gespräch in dem Projekt ist somit eine besondere Situation, die die Teilnehmerinnen auch so wahrnimmt. Im Nachhinein, d.h. im zweiten Interview, meint sie, dass ihre Erwartung sehr groß gewesen sei. Das Gespräch selbst erlebt die Teilnehmerin als „schlimm" und belastend. Der Gesprächspartner war der Ehemann einer sterbenden Frau, der vornehmlich über die Versorgung, Erlebnisse in der Klinik und formale Dinge, die zu regeln sind, sprach. Fragen nach seinem Befinden beantwortete er nicht und schien auch kein Interesse daran zu haben, die Teilnehmerin kennenzulernen/wahrzunehmen. Für sie fand in den Gesprächen keine Begegnung statt und der Verlauf war nicht gut. Zudem wurden ihre Hilfe suchenden Blicke von der anwesenden Begleitung nicht entsprechend wahrgenommen.

Dem Gespräch folgte eine längere Phase der Reflexion durch die Teilnehmerin, begleitet durch viele Gespräche mit den Begleitern aus dem Projekt und nicht teilnehmenden Personen. So konnte die Enttäuschung, die schließlich auch mit den eigenen Erwartungen verbunden wird, verarbeitet werden. Erst danach begann die inhaltliche Auseinandersetzung mit dem Gespräch. In dieser ist der Verlust der Ehefrau zentral und wird als Grund für die Reaktionen und Themenwahl des Gesprächspartners gesehen: der Gesprächspartner konnte nicht anders, da er „das Wichtigste in seinem Leben verliere" würde.

Die Veränderung der Einstellung zu Tod und Sterben zeigen sich in vielen Aspekten des privaten und beruflichen Umgangs. Im Fokus stehen ein verändertes Bewusstsein über die Endlichkeit und somit ein anderer Umgang mit der eigenen Angst.

- Im beruflichen Alltag wird gezielt die Kommunikation gesucht. Dies kann auch bedeuten, dass über die eigene Angst gesprochen wird. Gleichzeitig kommt es zu Situationen, in denen Patienten im Krankenhaus versterben. Bemerkenswert ist, dass die Teilnehmerin beispielsweise das erste Mal erschrocken wahrnimmt, wie mit einem Patienten nach dessen Tode in der Institution umgegangen wird.
- Der Gedanke „richtig leben" zu wollen, verändert sich insofern, dass er weniger emotional ist. Er verschiebt sich dahingehend, dass die Unsicherheit, die sowohl mit dem Leben, als auch mit dem Sterben verbunden ist, nun im Vordergrund steht. In ihr erkennt die Teilnehmerin zunehmend die Möglichkeit zur Gestaltung.
- Die Auseinandersetzung mit dem eigenen Sterben wird jetzt damit verbunden, dass ein Verlust der eigenen Autorität und Autonomie eintritt. Auch hier ist Unsicherheit zu erkennen, mit der umgegangen werden muss. Auch die Angst vor dem körperlichen Verfall spielt eine Rolle.
- Die inhaltliche Auseinandersetzung mit dem Gespräch, bzw. Ihrem Gesprächspartner, hat dazu geführt, dass der Teilnehmerin bewusst geworden ist, dass auch dabei Verlust das wesentliche Thema war. Sie selbst beginnt den Ehemann als jemanden zu verstehen, der Angst hat, alles zu verlieren.

Die deutlichste Veränderung ist jedoch darin zu sehen, dass die Teilnehmerin mit anderen Menschen über ihre Ängste, wie auch allgemein über Sterben und Tod spricht. Sie scheint zudem zu akzeptieren, dass es Tod und Sterben gibt und dass es sich dabei um einen natürlichen Prozess handelt. Hier schwingt immer wieder die bereits erwähnte Ungewissheit eine Rolle, die für die Teilnehmerin mit dem Thema verbunden ist und die sie erst jetzt als solche sprachlich fassen kann.

Im Zentrum der Veränderung steht also der Umgang mit der eigenen Angst und der Ungewissheit, welcher im und für das eigene Leben erlernt werden muss.

### 5.1.5 Falldarstellung Teilnehmerin 5: „Aktiv auseinandersetzen und gestalten"

*Allgemein:*
Die Teilnehmerin ist weiblich, zum Zeitpunkt des Interviews 18 Jahre alt, Auszubildende in der Krankenpflege und hat sowohl berufliche, als auch private Erfahrungen mit Sterben und Tod gemacht. Sie hat sich im Rahmen der Ausbildung mit dem Thema beschäftigt und die Familie pflegt einen offenen Umgang in der Auseinandersetzung mit Sterben und Tod.

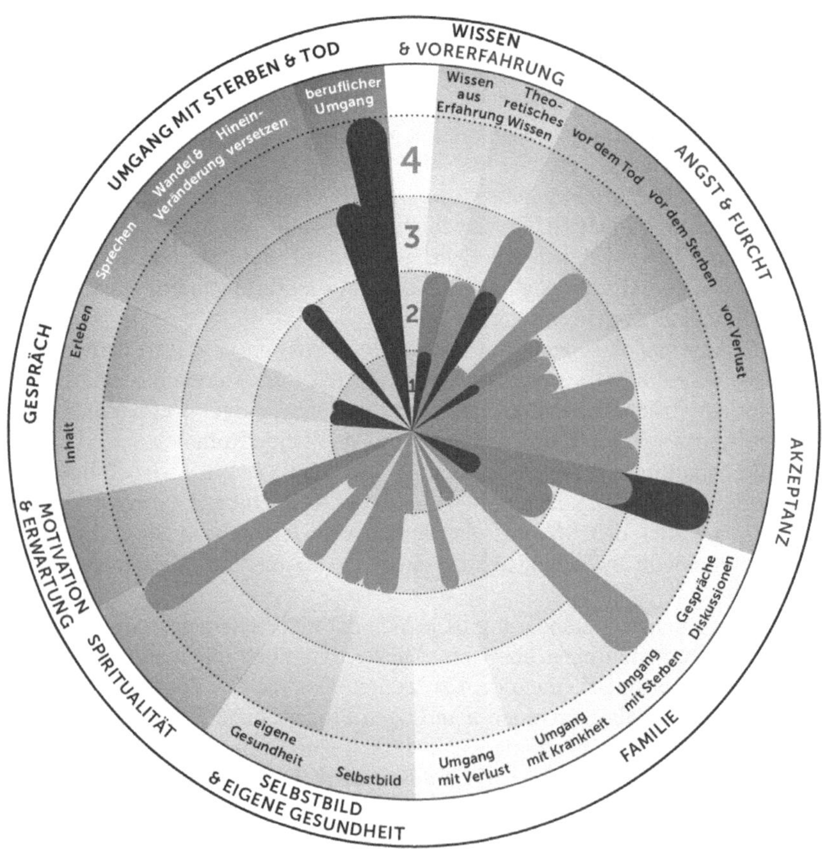


*Abbildung 6*

*Beschreibung:*
Die Teilnehmerin erlebt einen geringen Wandel ihrer Einstellung zu Tod und Sterben, der aber große Konsequenzen für ihren privaten und beruflichen Umgang hat. Grundsätzlich weiß sie, dass alles, auch schöne Erlebnisse, endlich sind und „wir alle sterben müssen". Der Tod muss also gezwungenermaßen akzeptiert werden, wobei weniger schlimm ist, wenn ältere Menschen sterben, als wenn junge Menschen sterben. Sterben und Tod sind also „Teil des Lebensprozesses", zu dem jedoch auch gehört, dass man sich mit ihnen auseinandersetzt. Neben diesen Gedanken, hat sie vor ihrem Gespräch kein konkretes Todesbild, formuliert aber Wünsche und Ängste in Bezug auf den eigenen Tod und das Sterben nahestehender Menschen.

Sie wünscht sich, „in Frieden gehen" zu können, wenn es so weit sein wird und hat Angst, weil Sterben mit Leid verbunden sein kann. „Gott sei Dank" gibt es jedoch palliativmedizinische Versorgung, die genau dem begegnen kann. Die Vorstellung, dass sie irgendwann sterben wird, macht sie traurig. Das Sterben naher Angehöriger verbindet sie mit zwei chronisch erkrankten Angehörigen, bei denen sie vor allem hofft, dass sie nicht leiden werden. Obwohl in ihrer Familie teilweise sehr offen über Sterben und Tod geredet wird, spricht sie ausgerechnet mit diesen Angehörigen nicht darüber. Die Teilnehmerin „möchte sie nicht belasten". Insbesondere über dieses Schweigen erfährt sie aber auch die eigene Sorge um die beiden.

Im beruflichen Kontext, so sagt sie, herrsche eher eine „Distanz zu den Patienten und Angehörigen". Das unterscheidet für sie auch das Gespräch im Projekt von ihrer Arbeit.

Das Gespräch findet, da es der ersten Gesprächspartnerin zu schlecht ging, mit einer Frau statt, die relativ kurzfristig zugestimmt hat. Der Eindruck der Teilnehmerin ist, dass diese Frau noch gänzlich in der Verarbeitung ihrer Situation ist. Sie scheint nicht so offen in dem Gespräch und beschäftigt sich viel mit der Frage, warum sie diese Erkrankung hat.

Nach dieser Begegnung beschäftigt sich die Teilnehmerin damit, was es heißt „gut zu sterben". Sie meint, dass die aktive Auseinandersetzung mit Tod und Sterben und der eigenen Endlichkeit die Akzeptanz fördern kann. Damit einher geht die Erkenntnis, dass man gerade als Begleiter sterbender Menschen viele Dinge nur mit „aushalten können", aber nicht ständig (be-)sprechen muss. Im beruflichen Kontext heißt das für die Teilnehmerin, dass sie Gespräche und die Begegnung mit Patienten, wie Angehörigen sucht. Sie vermeidet sie nicht mehr. Privat scheint das Gespräch als Schlüsselerlebnis dazu zu führen, dass sie mit einem der Angehörigen spricht, die chronisch erkrankt sind. Sie beschreibt dieses Gespräch als „große Erleichterung".

Insgesamt ist sie „etwas gelassener geworden". Auf sich selbst bezogen stellt sie sich die Frage, wie Sie sterben könnte, da davon abhängt, ob sie Angst hat oder nicht. Sie kann sich aber nicht vorstellen, dass ihr Leben vorbei ist. In Bezug auf den Tod anderer ist ihre Angst allgemeiner geworden, führt aber nicht zu größerer Bedrängnis.

Zentral für die Veränderung ist, dass die Teilnehmerin beginnt, die eigene Auseinandersetzung und berufliche Begegnungen aktiv zu gestalten. Das gelingt ihr über eine Öffnung den Betroffenen gegenüber, die sie als gelassenen Umgang erlebt.

## 5.1.6 Falldarstellung Teilnehmer 6: „Sprechen lernen"

*Allgemein:*
Der Teilnehmer ist männlich und zum Zeitpunkt der Interviews 21 Jahre alt. Er hat seine Ausbildung als Altenpfleger abgeschlossen und arbeitet in diesem Beruf. Dadurch hat er viele Erfahrungen mit Tod und Sterben gemacht und sich auch theoretisch mit dem Thema auseinandergesetzt. Zudem hat er private Erfahrungen. So verstarb seine Großmutter und der bekam als Kind zwei Suizide außerhalb der eigenen Familie mit.

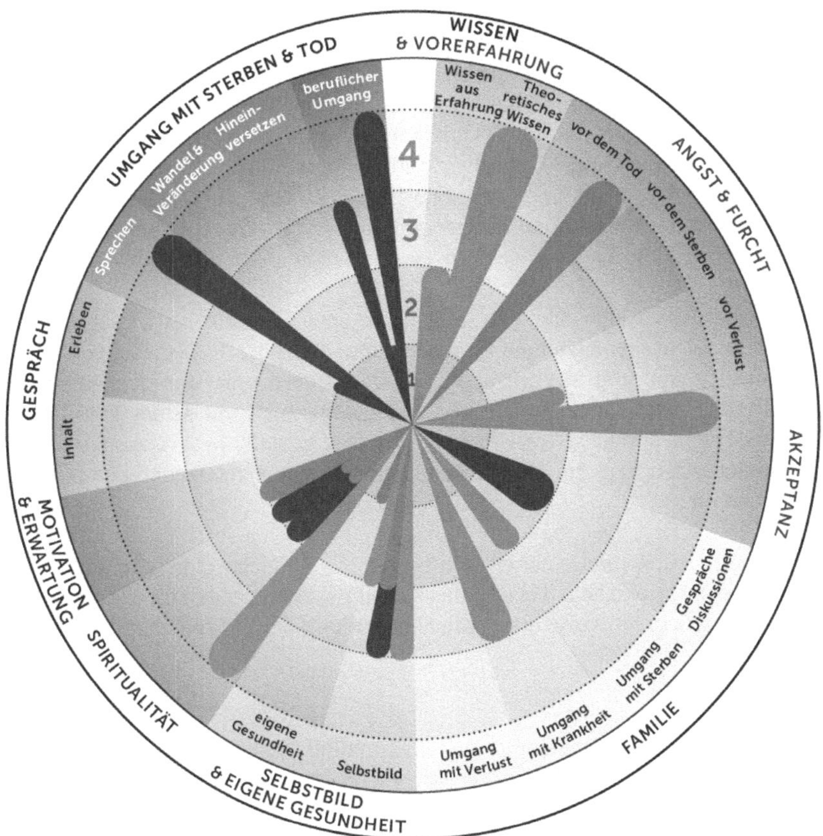


*Abbildung 7*

*Beschreibung*:
Der Teilnehmer erlebt kaum einen Wandel der eigenen Einstellung zu Sterben und Tod. Die geringen Veränderungen sind jedoch so relevant, dass sie seinen privaten und beruflichen Umgang vollkommen verändern, sogar ins Gegenteil verkehren. Allgemein scheint die Auseinandersetzung mit den Themen Sterben und Tod zunächst vor allem dem Bestreben zu folgen, eine „eigene Strategie" zum Umgang damit zu entwickeln. Er hat keine Angst vor Sterben oder Tod, fürchtet jedoch den Verlust, der damit verbunden ist. Privat entzieht er sich der Konfrontation und spricht auch im beruflichen Kontext kaum darüber. Er versucht „alles mit sich selbst" auszumachen. Dennoch möchte er gerne verstehen,

was es bedeutet zu sterben und versucht genau das im Gespräch von einer älteren Person zu lernen. Ziel ist dabei „einen möglichen Sinn" zu finden.

Sein Gefühl vor dem Gespräch ist „komisch" und unsicher. Er ist sich bewusst, dass er sich bald mit einer Fremden über ein Thema unterhalten wird, mit dem er „noch nicht einmal mit [s]meinen Eltern" redet. Umso erstaunlicher erscheint es, dass die Gesprächspartnerin ihn dann auf sich selbst zurückwirft, d.h. sein Erleben in den Fokus nimmt. Die Frage, was er in ihrer Lage tun würde, trifft ihn sehr und ist das Schlüsselereignis für seine weitere Auseinandersetzung mit dem Thema. Im Laufe dieses Prozesses erkennt er vor allem zwei Dinge:

1. der gesuchte Sinn scheint zu sein, die eigenen Ziele zu verwirklichen.
2. er findet ausgerechnet im Sprechen bzw. darüber Reden, seine Strategie zum Umgang mit Sterben und Tod. Das bedeutet, dass er sich im privaten Kontext nicht mehr zurückzieht und gelegentlich mit seiner Familie über das Thema spricht. Beruflich nutzt er „ganz gezielt" Möglichkeiten und Gesprächsstrategien, um auf entsprechende Patienten zuzugehen und mit ihnen zu reden.

Die wesentliche Veränderung ist somit, dass der Teilnehmer gelernt hat zu sprechen – und zwar über ein Thema, das sich ihm vorher, teilweise durch den fehlenden Ausdruck, teilweise durch die Vermeidung der persönlichen Konfrontation, entzog.


### 5.1.7 Falldarstellung Teilnehmerin 7: „Normalität finden"

*Allgemein*:
Die Teilnehmerin ist weiblich und zum Zeitpunkt der Interviews 20 Jahre alt. Sie studiert Pflegewissenschaften und hat in einem Praktikum auf einer Palliativstation einige Erfahrungen mit Sterben und Tod gemacht. Sie hat sich intensiv mit dem Thema auseinandergesetzt. Zudem hat sie private Erfahrungen.

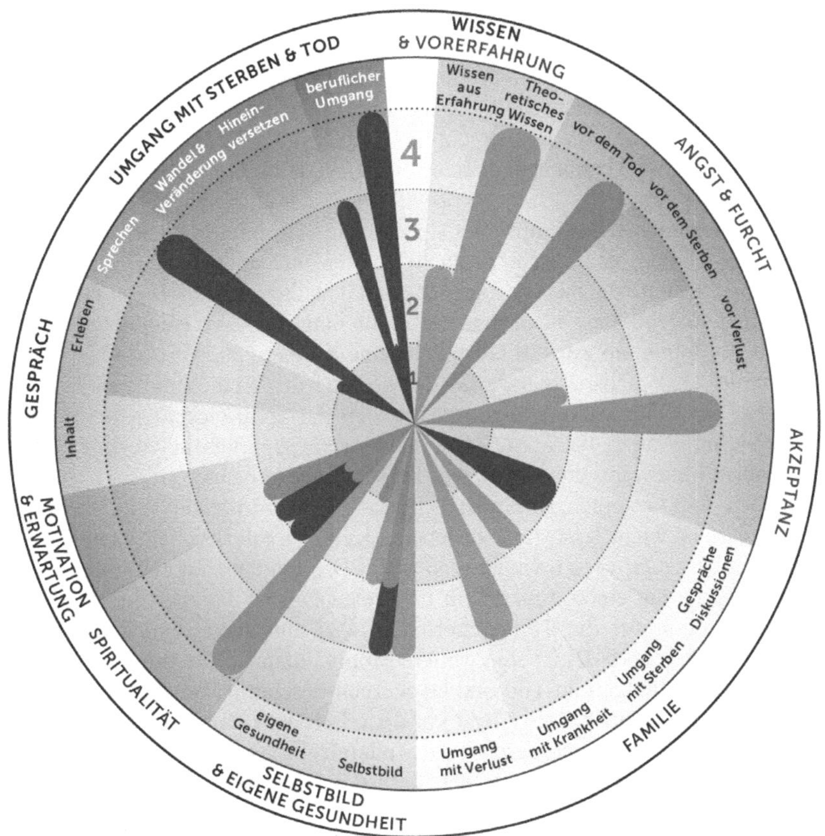


*Abbildung 8*

*Beschreibung:*
Die Einstellung der Teilnehmerin zu Tod und Sterben verändert sich nicht. Dennoch erlebt sie einen Wandel in ihrem Selbstverständnis und ihrer Auseinandersetzung mit dem Thema. Bereits zu Beginn des Projektes, ist sie durch ein Praktikum auf einer Palliativstation und ihre Auseinandersetzung mit dem Thema recht aufgeklärt, wie durch ihre Erfahrungen geprägt. Sie beschreibt, dass es gelegentlich reicht, „einfach nur die Hand zu halten". Schrecklich wäre jedoch „alleine zu sterben", vor allem „wenn keiner da ist der an einen denkt" und um einen trauert. Trotz oder wegen all dieser Erlebnisse aus ihrem Praktikum realisiert sie, dass es wichtig ist, sich nicht zu viel mit dem Tod auseinanderzusetzen.

Die Teilnehmerin sagt, sie würde gerne „im Jetzt Leben" und dass sie glaubt, dass man nach dem Tod nicht einfach verschwindet. Eine genaue Vorstellung vom Danach hat sie aber nicht. Sie ist nicht gläubig. Die zentrale Frage, die sich der Teilnehmerin stellt, ist, ob ihre intensive Auseinandersetzung mit dem Thema normal und altersgerecht ist. Andere junge Menschen zu treffen, die sich auch mit dem Thema auseinandersetzen, ist damit ein erster Effekt, den das Projekt für sie hat.

Das Gespräch selbst empfindet sie als nicht sehr gut. Sie meint, dass die anderen Teilnehmer „das besser gemacht" hätten und auch dem Druck, vor der Kamera sprechen zu müssen, besser standgehalten hätten. Der Druck war schließlich so groß, dass nach dem Gespräch eine intensive Begleitung notwendig war. Es folgte ein zweites Gespräch ohne Kamera, aber in Anwesenheit der Ehefrau des Gesprächspartners, „das viel besser war". In diesem Gespräch konnte zudem ein Eindruck bereinigt werden, den das erste Gespräch bei der Teilnehmerin hinterlassen hatte: Sie hatte den Gesprächspartner als einen Menschen mit großem Leid wahrgenommen, was ihr sehr nahe gegangen ist.

Nach dem Gespräch, im zweiten Interview, bleibt für die Teilnehmerin bestehen, dass es wichtig ist, jetzt zu leben. „Keiner ist unsterblich." Gleichzeitig, so ist sie überzeugt, verschwindet man nicht. Das liegt auch daran, dass es Menschen gibt, die um einen trauern. Im konkreten Fall ist das die Ehefrau. Besonders gelungen findet die Teilnehmerin, dass es nun auch ein Video gibt, das bestehen bleiben wird. Es ist eine weitere Möglichkeit, sich zu erinnern.

Ihre Einstellungen zu Tod und zu Sterben beschreibt Die Teilnehmerin gegensätzlich. Einerseits hat sie Angst vor dem Sterben. Genauso hat sie Angst vor dem Verlust anderer durch deren Tod. Andererseits hat Sie jedoch keine Angst vor dem Tod. Stattdessen glaubt sie, dass der Tod auch als Erlösung gesehen werden kann, insbesondere wenn das Sterben leidvoll war.

Interessant ist, dass die Teilnehmerin nach ihren praktischen Erfahrungen und der intensiven Auseinandersetzung mit dem Thema während des Projektes im zweiten Interview sagt, dass sie nun „ein wenig Distanz" brauche und eine Pause einlegen würde. Das heißt vor allem, sich „mehr dem Leben und den Lebenden widmen" zu wollen. Insgesamt hat sie in der Auseinandersetzung viel für ihren beruflichen Umgang gelernt und hat die Scheu abgelegt, über das Thema zu sprechen. Sie hat junge Menschen kennengelernt, die sich ebenfalls dafür interessieren, und spricht nun offener auch mit ihren Freunden. Sie scheint also für sich ein Mittelweg gefunden zu haben und damit auch ein Stück Normalität im Umgang mit Sterben und Tod.

### 5.1.8 Falldarstellung Teilnehmerin 8: „Sterben als individueller Prozess von Verlassen und Verlieren"

*Allgemein*:
Die Teilnehmerin ist weiblich und zum Zeitpunkt der Interviews 17/18 Jahre alt. Sie ist Schülerin und hat bisher keine direkten Erfahrungen mit Sterben und Tod gemacht. Jedoch war ihr Freund schwer erkrankt und wäre fast verstorben, was sie nachhaltig geprägt hat.

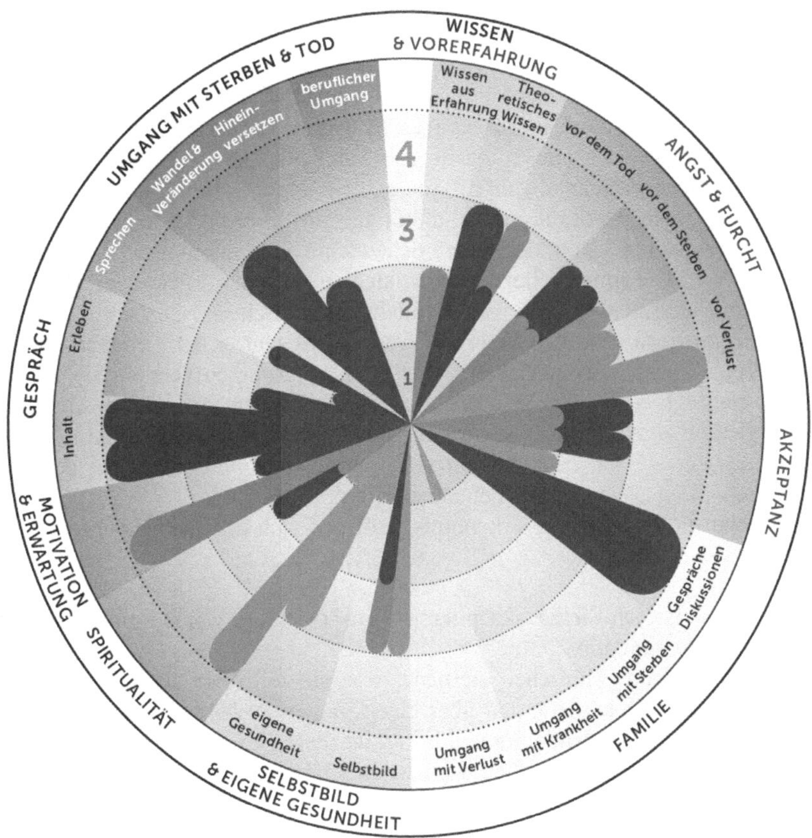


*Abbildung 9*

*Beschreibung*:
Die Teilnehmerin erlebt einen starken Wandel ihrer Einstellung zu Sterben und Tod, was in ihrem Alltag aber kaum Auswirkungen zu haben scheint. Sie bleibt in ihrem Leben verhaftet und nach einer Phase mit starkem Redebedarf und der weiteren Auseinandersetzung mittels einer Dokumentation und Literatur, stehen wieder andere Themen im Vordergrund. Vor dem Gespräch hat sie ein eher „kindliches" Todesbild, das durch Vorstellungen von Erlösung und Einschlafen geprägt ist. Sie ist sich sicher, dass sterbende Menschen „kein Problem damit haben" zu sterben, sondern akzeptieren, dass es so kommt. Natürlich gibt es immer eine „Ungewissheit, was und wie nach unserem Tode tatsächlich passiert". Sie ist sich aber sicher, dass „etwas von uns bestehen bleibt", „vielleicht als eine Art Wiedergeburt".

Die Teilnehmerin meint, sie habe „etwas Angst" vor Sterben und Tod, vor allem aber vor dem Verlust, d.h. vor der Situation, verlassen zu werden. Da sie den Tod aber auch als notwendig begreift, akzeptiert sie ihn irgendwie, selbst wenn sie es auch manchmal „unfair" findet, dass jemand stirbt.

Ihr Gespräch erlebt die Teilnehmerin als „anstrengend". Sie trifft auf einen bereits verwitweten Mann, der seinen nahenden Tod vollkommen zu verleugnen scheint. Er ist fast immer alleine, macht sich selbst Vorwürfe wegen des Todes seiner Frau und „leidet unter seiner zunehmenden Schwäche", bzw. den damit verbundenen Verlusten. Am Ende des Gespräches sagt er der Teilnehmerin, sie solle „keine Angst um ihn haben". Erst im Nachgespräch versteht sie, dass er damit eigentlich etwas über sich selbst sagen wollte. Das verunsichert sie und in der Reflexion des Gespräches wird ihr bewusst, wie sehr der Mann darunter leidet, dass er – nach dem Verlust seiner Frau, d.h. eines anderen, geliebten Menschen – nun „sein eigenes Leben verlieren" wird.

Neben dieser zentralen Erkenntnis, eröffnen sich der Teilnehmerin weitere Perspektiven:

- der Tod ist schwer zu akzeptieren – insbesondere wenn er ungerecht ist, aber nicht nur dann.
- „Auch jüngere Menschen sterben", was sie teilweise als sehr ungerecht erlebt. Eine Dokumentation über einen jungen krebskranken Mann, macht ihr das nochmals deutlicher und bringt ihr diese Besonderheit näher.
- Sie wünscht sich ihr „Leben bewusst zu leben" und irgendwann nicht alleine zu sterben, sondern geliebte Menschen um sich zu haben.
- Sie kann sich nicht vorstellen, selbst jemanden zu verlieren. Sollte dies jedoch passieren, würde sie „lieber offen darüber reden" wollen und glaubt, dass die Situation dadurch „einfacher" wird.

Insgesamt bewertet die Teilnehmerin die gemachte Erfahrung als positiv und könnte sich vorstellen, weitere Gespräche zu führen und dabei womöglich „mehr zu lernen". Sterben ist für sie „individuell" und „Verdrängung kann ein Teil des Prozesses" sein. Da aber sicher nicht jeder seine Erkrankung und den Sterbeprozess so verdrängt, fände sie weitere Gespräche sehr interessant.

Im Zentrum der Veränderung der Einstellung zu Sterben und Tod steht also die Erkenntnis, welche Bedeutung Verlust im Sterbeprozess hat. Nicht nur die Zurückbleibenden werden verlassen, sondern auch der Sterbende verliert sein Leben und erlebt diesen Verlust gegebenenfalls selbst sehr intensiv mit.

## 5.2 Typenbildung

Im Nachfolgenden werden die Teilnehmer (Einzelfälle) in den Merkmalsraum nach mehreren Typen im Sinne von Prä (vor dem Gespräch mit einem sterbenden Menschen) und Post (nach dem Gespräch) eingeordnet und miteinander verglichen. Ziel ist die Darstellung von *Veränderungen* der Ordnung der Typen in der Bewegung von Prä nach Post. Damit werden zugleich mögliche Veränderungen in der Entwicklung zum Lebensende sichtbar.

| **Vorerfahrung**<br>--------------------<br>**Einstellung zum Lebensende** | Keine Vorerfahrungen | Private Vorerfahrungen | berufl. Vorerfahrungen | berufl. u private Vorerfahrungen |
|---|---|---|---|---|
| Das Lebensende ist eine Phase des Alleinseins und des sinnlosen Sterbens, wenn es keine stimmige Begleitung gibt. | Typik entfällt, da rein logische Konstruktion. | **Typ 1 = 1prä** | Typik entfällt, da rein logische Konstruktion. | Typik entfällt, da rein logische Konstruktion. |
| Das Lebensende ist nur dem Sterbenden zugänglich, der von Anderen bis zum Tod begleitet werden kann. | Typik entfällt, da rein logische Konstruktion. | **Typ 2 = 1post** | Typik entfällt, da rein logische Konstruktion. | Typik entfällt, da rein logische Konstruktion. |
| Die eigene Endlichkeit ist zu akzeptieren, der Verlust anderer Mensch ist dramatisch und traurig. | Typik entfällt, da rein logische Konstruktion. | **Typ 3 = 2prä, 2post** | Typik entfällt, da rein logische Konstruktion. | Typik entfällt, da rein logische Konstruktion. |
| Das Lebensende ist ein natürlich-biologisches Faktum. | **Typ 4 = 3prä, 8prä** | Typik entfällt, da rein logische Konstruktion. | Typik entfällt, da rein logische Konstruktion. | Typik entfällt, da rein logische Konstruktion. |
| Das Lebensende ist ein Ereignis von Trauer und Verlust. | **Typ 5 = 3post, 8post** | Typik entfällt, da rein logische Konstruktion. | Typik entfällt, da rein logische Konstruktion. | Typik entfällt, da rein logische Konstruktion. |
| Das Lebensende erzeugt Angst, ist unausweichlich und verlustreich. | Typik entfällt, da rein logische Konstruktion. | Typik entfällt, da rein logische Konstruktion. | **Typ 6 = 4prä** | Typik entfällt, da rein logische Konstruktion. |
| Das Lebensende ist ein Faktum, über das man sprechen muss und das zu akzeptieren ist. | Typik entfällt, da rein logische Konstruktion. | Typik entfällt, da rein logische Konstruktion. | **Typ 7 = 4post** | **Typ 8 = 5prä** |

| Vorerfahrung<br>----------------------<br>**Einstellung zum Lebensende** | Keine Vorer-fahrungen | Private Vorer-fahrungen | berufl. Vorer-fahrungen | **berufl. u private Vor-erfahrungen** |
|---|---|---|---|---|
| Die aktive Ausei-nandersetzung mit dem Lebensende und dem guten Sterben kann die Akzeptanz des Todes fördern. | Typik entfällt, da rein logi-sche Kon-struktion. | Typik entfällt, da rein logi-sche Kon-struktion. | Typik entfällt, da rein logi-sche Kon-struktion. | **Typ 9 = 5post** |
| Das Sterben am Lebensende muss man mit sich allein ausmachen. | Typik entfällt, da rein logi-sche Kon-struktion. | Typik entfällt, da rein logi-sche Kon-struktion. | Typik entfällt, da rein logi-sche Kon-struktion. | **Typ 10 = 6prä** |
| Über Sterben und Tod sollte man mit Anderen sprechen. | Typik entfällt, da rein logi-sche Kon-struktion. | Typik entfällt, da rein logi-sche Kon-struktion. | Typik entfällt, da rein logi-sche Kon-struktion. | **Typ 11 = 6post** |
| Das Lebensende fordert uns auf, jetzt zu leben. Niemand ist un-sterblich. Niemand verschwindet ganz. | Typik entfällt, da rein logi-sche Kon-struktion. | Typik entfällt, da rein logi-sche Kon-struktion. | Typik entfällt, da rein logi-sche Kon-struktion. | **Typ 12 = 7 prä, 7post** |

*Tabelle 6:* Generierte Typen (prä/post)

Die *Veränderungen*, nach denen die vorliegende Studie fragt, lassen sich, wie in der Tabelle zu sehen, deutlich fassen. Dabei kommt es nicht bei allen Teilneh-mern zu einer Einstellungsänderung. Bezogen auf die Falldarstellungen lassen sich folgende Veränderungen beschreiben:

Fall 1: Veränderung von Typ 1 zu Typ 2
Fall 2: Typ 3 bleibt bestehen
Fall 3: Veränderung von Typ 4 zu Typ 5
Fall 4: Veränderung von Typ 6 zu Typ 7
Fall 5: Veränderung von Typ 8 zu Typ 9
Fall 6: Veränderung von Typ 10 zu Typ 11
Fall 7: Typ 12 bleibt bestehen
Fall 8: Veränderung von Typ 4 zu Typ 5

Die Einstellung zum Lebensende bei den Teilnehmern ohne Vorerfahrungen erfährt eine signifikante Veränderung. Während sie vor dem Gespräch das Lebensende als natürlich/biologisches Faktum erfahren, das die Natur festgelegt hat, betrachten sie es nach dem Gespräch als ein Ereignis der Trauer. Veränderung: Von der Natur zur menschlichen Angelegenheit.

Die Veränderung bei den Teilnehmern mit privaten Vorerfahrungen bezieht sich darauf, dass das Lebensende nicht mehr als Schicksal des Alleinseins verstanden wird, sondern als Situation, in der sterbende Menschen begleitet werden können und zwar bei aller Traurigkeit des Lebensendes. Veränderung: Vom Alleinsein zur Begleitung.

Die Teilnehmer mit beruflichen Vorerfahrungen und jene mit privater und beruflicher Vorerfahrungen durchleben eine vergleichbare Veränderung. Das Lebensende wird nach dem Gespräch weniger als angstmachendes und isolierendes Faktum erfahren, sondern eher als etwas, über das man mit anderen spricht, um es ggf. zu akzeptieren und als Motiv, das Leben bewusst zu leben, ansieht. Veränderung: Von Angst und Alleinsein zur Frage des guten Lebens und Sterbens.


## 5.2.1 Vergleich der Typiken

Im Rahmen der Untersuchung hat sich eine Veränderung in der Ordnung der Typik der Erfahrung als normal erwiesen: vor dem Gespräch erscheint das Lebensende als Faktum, durch das ein Mensch allein ist und in Angst. Nach dem Gespräch erscheint dieses Faktum als etwas, über das man mit anderen sprechen kann und soll, um es ggf. sogar zu akzeptieren oder es als Anstoß zu sehen, über das Gute (Leben, Tod) nachzudenken.

Aus dieser Normalität fallen lediglich die Teilnehmer ohne jegliche Vorerfahrungen heraus, die das Lebensende zunächst als sachliche Naturtatsache betrachten und erst nach dem Gespräch als ein Ereignis, das mit Verlust, Trauer und Tränen einhergehen könnte.


## 6    Diskussion der Ergebnisse

In der vorliegenden Untersuchung wurden die Einstellungsveränderungen von acht jungen Menschen während der Teilnahme an einem Diskursprojekt zum Thema Sterben und Tod untersucht. Im Mittelpunkt stand einerseits die Begegnung mit einem sterbenden Menschen beziehungsweise seines Angehörigen. Andererseits stellte die nach der Begegnung durch die Teilnehmer öffentlich dokumentierte Erfahrungsreflexion, und deren Kommentierung in den klassischen, sowie neueren sozialen Medien, einen weiteren einstellungswirksamen Bestandteil der Untersuchung dar. Insgesamt markieren die Ergebnisse eine Bewegung von Prä („vor der Begegnung") zu Post („nach der Begegnung"), die die Veränderung der Einstellung junger Menschen zum Lebensende beschreibt. Diese Veränderung besteht darin, dass in das Anerkennen der Tatsache, dass das Leben endlich ist, weil jeder Mensch sterben muss, die Sozialität, d.h. das Zusammensein, Kommunizieren und Begleiten mit und durch Andere integriert wird. Darin besteht das *Ergebnis* der vorliegenden Untersuchung. Die Rollen, die der Andere in der Sozialität inne hat, variieren.

Hauptdimensionen des Anderen in der Post-Phase ($T^2$):

1. Der Andere als Begleiter eines sterbenden Menschen.
2. Der Andere als jemand, der dessen Tod betrauert und als Verlust ansieht.
3. Der Andere als jemand, mit dem man über das Lebensende sprechen sollte.

In den folgenden Abschnitten werden die Ergebnisse der Untersuchung im Lichte verschiedener theoretischer Perspektiven diskutiert und anderen Studienergebnissen gegenübergestellt.

## 6.1 Theoretische Relevanz

Die Ergebnisse der Untersuchung zeigen, dass ein Gespräch mit einem sterbenden Menschen die Ansicht stärken kann, dass das Sterben in gewisser Hinsicht zum Leben gehört. Anders gesagt: sterbende Menschen, die das Sterben verkörpern und an die Endlichkeit des Lebens erinnern, sind ernst zu nehmen, weil sie etwas über das Leben selbst aussagen können. Elisabeth Kübler-Ross vertrat in den 60er Jahren die Hoffnung, dass diese Ansicht zur Normalität werden würde.

Für die Medizin gab sie, neben Dame Cicely Saunders, die ausschlaggebenden Impulse zu einer individuellen und personenzentrierten Versorgung sterbender Menschen und damit zur Entwicklung der modernen Palliative Care und Hospizbewegung. Sie ist gleichzeitig Teil einer älteren Bewegung, die als Death Awareness beschrieben wird und aus der die Death Education hervorgegangen ist (Reuter 1994). Ziel der Death Education ist die Thematisierung von Tod und Trauer in Seminaren oder Kursen, wobei die Selbstwahrnehmung und die Akzeptanz der eigenen und der Endlichkeit des Anderen als Teil des Lebens, wie auch der Umgang mit entsprechenden Gefühlen, Handlungen und Einstellungen im Mittelpunkt stehen (Plieth 2002).

Die Death Awareness Bewegung gründete sich Anfang des 20. Jahrhunderts und kritisierte die Tabuisierung des Todes in der Gesellschaft, wie auch die Annahme, dass durch eine solche Verdrängung, der Tod an sich überwunden werden würde. Nach dieser ersten Phase (1928-1957), in der vor allem grundlegende Forschungsarbeiten entstanden (Plieth 2002), entwickelte sich in der wesentlich kürzeren zweiten Phase (1958-1967) die Fachwissenschaft der Thanatopsychologie als Teil der Thanatologie heraus (Reuter 1994). Sie beschäftigt sich schwerpunktmäßig mit dem menschlichen Erleben und Verhalten angesichts von Tod und Sterben. In diesem Rahmen entstand auch die Death Education zur Vermittlung und Evaluation entsprechender Schulungsprogramme. Mit zunehmender Professionalisierung und steigendem Bekanntheitsgrad (Plieth 2002) lässt sich eine dritte Phase der Bewegung abgrenzen (ab 1968). Im Laufe der Zeit entwickelten sich formale Strukturen und fachwissenschaftliche Organe, wie auch verschiedene Schulen (vgl. Huck/ Petzold 1984).

Allgemein wird zwischen informeller, d.h. außerinstitutioneller, und formeller Death Education unterschieden (Reuther 1994). Während außerinstitutionelle Lernprozesse einer gewünschten Sozialisation nahe stehen, handelt es sich bei formellen Lernprozessen um strukturierte Angebote mit pädagogisch-psychologischem Hintergrund. Immer geht es jedoch um die Auseinandersetzung mit Tod und Sterben zur Entwicklung einer eigenen Einstellung oder Haltung. Diese Auseinandersetzung wird nicht unabhängig von den Erfahrungen der Teilnehmer angestoßen, sondern schließt daran an. Von den jeweils individuellen Ausgangspunkten sollen Informationen gegeben, Werte und Normen besprochen und Bewältigungsstrategien erlernt werden (Knott 1979). Neben dieser Vorgabe, gibt es jedoch keine ausdifferenzierte einheitliche Didaktik zur Durchführung der Death Education Seminare (Pendes 2006). Ausgelöst durch die zunehmende digitale Kommunikation im Zeitalter der sozialen Medien zeichnet sich ein Neuaufleben von außerinstitutionellen Diskursformaten ab (z.B. „The Existential Project"; http://www.facebook.com/theexistentialproject oder „DeathFest"; http://www. deathfesthk.com). Eine interessante in der aktuellen offline-Welt angesiedelte Initiative stellen die unabhängig organisierten „Death Café"-Treffen dar (http://deathcafe.com): Lokale Veranstaltungsgruppen können sich dem Grundkonzept aus von Jon Underwood und Sue Barsky Reid aus London anschließen und zu Gesprächen über Sterben und Tod in ein lokales Café einladen. Hierbei geht es, anders als bei klassischen Trauercafés, erstens um ein Gespräch über den Tod im sozialen Alltagsmilieu (und nicht in professionalisierten Kontexten des Gesundheitssystems) und zweitens um eine philosophische Befragung des Themas und weniger um eine psychologische Unterstützung. Seit der Gründung der „Death Café"-Idee in 2011 haben bereits knapp 2000 solcher Veranstaltungen weltweit stattgefunden.

Aus Forschungsperspektive liegen zu den strukturierten Angeboten der pädagogisch-psychologisch organisierten Angebote mehr konkrete empirische Daten vor. Heuser (1995) beschreibt ein universitär durchgeführtes Seminar, das vor allem von der aktiven Gestaltung der Studierenden und deren Entscheidung über Inhalte lebt. Trotz dieser freien Gestaltung, finden jedoch hauptsächlich Vorlesungen mit Referaten und Diskussionen statt. Eine erfahrungsbasierte Auseinandersetzung mit Tod und Sterben fehlt. Abengózar et al. (1999) wählen für ihre Studie einen anderen Ansatz. Sie vergleichen zwei Interventionen (a: experimenteller Workshop, b: Konferenz) und deren Wirksamkeit bei verschiedenen Altersgruppen. Für die Gruppe der jungen Erwachsenen konnte festgestellt werden, dass die reine Information über Tod und Sterben im Rahmen der Intervention b zu mehr Verzweiflung, Traurigkeit und depressiven Verstimmungen führte. In der Interventionsgruppe a konnte zwar ebenfalls ein Anstieg der Verzweiflung beobachtet werden, jedoch sank die Todesangst. In einer anderen Studie zu Death Education an öffentlichen, US-amerikanischen Middle und High Schools mit 432 Schülern (Interventionsgruppe n=217), konnte durch die durchgeführte Intervention keine Veränderung der Angst vor Tod und Sterben gemessen werden (Glass 1990). Ähnliche Ergebnisse berichtet auch Mueller (1976) aus einer Studie mit Adoleszenten (ca. 13 Jahre alt). Hier wurden ebenfalls Seminarinhalte entwickelt und in mehreren Unterrichtseinheiten angewendet. Ziel dieser Studie war die Reduktion von Furcht, gemessen mit eigens entwickelten Messinstrumenten.

Niemiec und Schulenberg (2011) und Schippa et al. (2004) diskutieren, mit Rückgriff auf die theoretischen Konzepte von Todesakzeptanz, Todesangst und der Rolle von Spiritualität (Niemiec/Schulenberg 2011), einen weiteren didaktischen Ansatz zur Einstellungsveränderung gegenüber Sterben und Tod. Sie stellen den Nutzen filmischen Materials als sinnstiftende Maßnahme heraus. Eine positive Wirkung auf die Einstellung junger Menschen ist aus ihrer Sicht möglich (Niemiec/Schulenberg 2011), bedarf aber einer entsprechenden Auswahl des Materials. So kommt es nach dem regelmäßigen gemeinsamen Anschauen der Serie „Six Feet Under", ähnlich wie bei Studien zu üblichen Death-Education-Seminaren, zu einem leichten Anstieg genereller Todesangst, aber gleichzeitig zu weniger Bedenken hinsichtlich des Umgangs mit dem toten Körper (Schippa et al 2004). Mit Bezug zu Heuser erklären Niemiec und Schulenberg die Wirkung von Filmen mit der Möglichkeit, filmisch erlebte Informationen und Erfahrungen auf das eigene Leben anzuwenden (2011).

Die Tatsache, dass die Änderung der Einstellung junger Menschen in der durch die Studie beschriebenen Weise erfolgt, könnte eine entwicklungspsychologische Normalität sein. Dann wäre es immer so, dass junge Menschen ihre Einstellung entsprechend ändern, und zwar auch ohne ein Gespräch mit einem sterbenden Menschen zu führen. Eine solche Einschätzung hängt wiederum vom zugrunde gelegten Konzept der Entwicklung ab. Kognitivistische Ansätze, die Piaget nahestehen, scheiden als Referenz aus.

Von der Entwicklungspsychologie Jean Piagets ist bekannt, dass sie Entwicklung als Genese logischer und mathematischer Strukturen und der physikalischen Erkenntnis betrachtet (vgl.: Piaget 1973). Daher wundert es nicht, dass er die Entstehung und Entwicklung des Begriffs des Alterns als analog zum physikalischen Zeitbegriff betrachtet (Piaget 1974, 317). Entscheidend ist hier, dass die physikalische Zeit eine inhumane Zeitvorstellung beinhaltet, weil sie von einer Unendlichkeit der Zeit ausgeht.

Eine Entwicklungspsychologie kann nur dann als Referenz zur Beurteilung der Veränderung der Einstellung junger Menschen zum Lebensende herangezogen werden, wenn sie von menschlicher Zeit ausgeht und somit, wie seit Kant üblich, die Entstehung des Zeitbewusstseins mit der Erwartung, dass der Tod das Leben beenden wird, verbindet (vgl.: Schnell 2015 „Der philosophische Diskurs der Endlichkeit").

Eine in diesem Sinne angelegte Entwicklungstheorie wurde erstmalig von Erik Erikson in seinem Stufenmodell psychosozialer Entwicklung beschrieben (Erikson 1968). Junges Erwachsensein beschreibt eine Altersgruppe die zwischen der Adoleszenz und dem ausgereiften Erwachsensein liegt, eine Phase, die sich in den letzten Jahrzehnten verlängert hat (Arnett 2004; Lerner 2002). Frühes Erwachsensein ist danach die Phase maximaler physischer Kapazität, der Identitätssuche, selbstfokussierten Planens und weit offener Möglichkeiten. Die spätere Phase des jungen Erwachsenseins ist hingegen eine Phase der Intimität, die sich aus emotionalem und physischen Bekenntnis zu Beziehungen im sozialen, ausbildungsorientierten, karriereorientierten und partnerschaftlichen Kontext ergibt (Clark und Fasicano 2013). In der aktuellen entwicklungspsychologischen Literatur ist die Phase des jungen Erwachsenseins daher auch in die Gruppe der Heranwachsenden (18-24 Jahre) und die Gruppe der jungen Erwachsenen (25-34 Jahre) differenziert worden (Arnett 2000).

Die Entwicklungsaufgaben von jungen Menschen sind komplex: Fragen der Selbstidentität, Entwicklung von gegenseitiger Abhängigkeit, Intimität und die Neudefinition von Familienrollen sind aus entwicklungspsychologischer Sicht allesamt Schichten eines physischen und kognitiven Wachstums (Clark und Fasicano 2013). Für die meisten jungen Menschen der industrialisierten Staaten ist die Phase des Heranwachsens eine Zeit profunder Veränderung und Wichtigkeit und eine Phase in der Weltansichten untersucht und überprüft werden. Heranwachsende haben in dieser Phase darüber hinaus eine deutlich erhöhte Neigung zu Risikoverhalten, womit eine große Reichweite von existenziellen Bedürfnissen jenseits von Abenteuerlust und Spannungssuche befriedigt wird, wie zum Beispiel Identitiätsbildung, Konstruktion von Wertepriorisierungen und

Überprüfung des sozialen Status (Taubman 2004). Allerdings gibt es auch eine zunehmende Anzahl von entwicklungspsychologischer Literatur, die solche allzu rigiden Stufenmodelle in Frage stellen und kritisieren. Die Beschäftigung mit Sterben und Tod steht in diesen Modellen der Entwicklung im Regelfall nicht im Mittelpunkt der Betrachtung, sondern wird, wenn überhaupt, dann als Generativität und im Zusammenhang mit späten Lebensphasen besprochen.

Generativität, definiert als „hauptsächliche Beschäftigung mit der Förderung und Anleitung der nächsten Generation", wurde bisher stets als ein entwicklungspsychologisches Hauptziel ausgereifter Erwachsener bezeichnet (Erikson 1963). Allerdings zeigen neuere Studien aus der Sozial- und Entwicklungspsychologie, dass Generativität und soziale Motivation eine deutlich prominentere Rolle unter Heranwachsenden spielen, als bisher angenommen (Peterson 1993). Laut McAdams und de St. Aubin findet Generativität seine Hauptmotivation in kulturellem Anspruch des sozialen Milieus (soziale Erwartung) und dem inneren Anspruch an das Selbst. Der letztere Aspekt bezieht sich dabei auf das, was Erik Erikson bereits als das Bedürfnis nach sozialer Bedeutsamkeit bezeichnete und was experimentelle Psychologen als die Suche nach symbolischer Immortalität benennen. Egal welche theoretische Perspektive konkret eigenommen wird, so wird doch deutlich, dass Generativität – in diesem Sinne verstanden – aus zwei existenziellen menschlichen Grundbedürfnissen entspringt: dem Bedürfnis sozialer Zugehörigkeit einerseits und dem Bedürfnis nach einem selbstbestimmten Modus, durch den der Tod transzendiert werden kann (McAdams und de St. Aubin 1993). Eine aktive und erlebnisnahe Beschäftigung mit Sterben und Tod ist also gerade bei Heranwachsenden aus entwicklungspsychologischer Sicht als wertvoll anzusehen, weil die in dieser Phase gestellten Anforderungen an die Selbstentwicklung und Selbstvergewisserung durch die Einbettung in einen existenziellen Kontext helfen können eine Orientierung zu geben.

Eine Übersicht der Thanatopsychologie, d.h. der nicht entwicklungspsychologisch orientierten Forschung zu Einstellungen gegenüber Sterben und Tod (Niemeyer et al. 2003), beschreibt die Auswirkungen der Konfrontation mit Sterben und Tod als Entitäten, oder aber als eigenes, wie fremdes Erleben. Fokussiert werden Patienten und beruflich integrierte Gruppen, wie auch die Verbindung von Todesangst und gesundheitlich relevanten Faktoren, Religiosität und Terror-Management-Strategien. Auch hier wird deutlich, dass Studien zum Erleben und zur Einstellung junger Menschen ohne Erkrankungen fehlen (Niemeyer et al. 2003, 312).

Die wenigen existierenden Beispiele zeigen jedoch auf, dass es sich bei der Auseinandersetzung mit Tod und Sterben um ein Thema handelt, das für junge Menschen insbesondere im Prozess der Identitätsbildung relevant zu sein scheint. Taubman-Ben-Ari und Noy (2010) verweisen, mit Bezug auf die Terror-

Management-Theorie, darauf, dass ein Zusammenhang zwischen kultureller Offenheit und der bewussten Auseinandersetzung mit der eigenen Endlichkeit bestehen könnte und Kupermann verweist bereits 1978 darauf, dass die Persönlichkeitsstruktur bei der Messung von Einstellung zum Tod eine relevante Größe ist. Knight und Elfenbein (1993) untersuchen die Beziehung von Death Education und Angst sowie Sinngebung im Zusammenhang mit Sterben und Tod bei Studierenden. In der Prä-post-Befragung ergaben sich unterschiedliche Effekte. Einige Teilnehmer berichteten von mehr Todesangst nach dem Seminar. Andere hatten weniger Todesangst und konnten dem Sterben mehr Sinn geben. Als Nebenergebnis diskutieren Knight und Elfenbein die Feststellung, dass wesentlich mehr Scheidungskinder das Seminar besuchen wollten, als in der Kohorte üblicherweise zu finden sind. Eine Scheidung oder Trennung der Eltern scheint die Auseinandersetzung mit Sterben und Tod zu fördern (1993). Ob frühe oder in vulnerabler Lebensphase durchlebte Trennungserfahrungen einen Einfluss auf unsere Ergebnisse haben, kann aufgrund des gewählten Designs nicht ausreichend sicher belegt werden. Auffällig ist jedoch, dass auch in unserer Teilnehmergruppe ein überdurchschnittlicher Anteil von Teilnehmerinnen und Teilnehmern Bindungsverluste im engsten Familiensystem erlebt hatten. Dieses Detail fiel uns trotz ausführlichen Auswahlprozesses und langer Motivationsschreiben erst im Workshopwochenende mit den Teilnehmern auf. Eine weitergehende Untersuchung des Zusammenhangs zwischen Bindungserfahrungen und gesteigerter Affinität zu Todesthemen sollte hierzu folgen.

Eine Arbeitsgruppe unter Leitung von Günter Ramacher hat untersucht, wie Jugendliche ein Konzept vom Tod entwickeln und dieses mit einer Antizipation der eigenen Lebenszeit verbinden (N= 36 Hauptschüler bis 16 Jahre). Auch diese Ergebnisse besagen, dass das gesellschaftliche Umfeld das Todeskonzept im Sinne eines Milieus prägt (bei Kindern vom Bauernhof anders als bei Flüchtlingskindern) und auch auf die Lebenszeitperspektive einwirkt. Dabei gilt, dass „die gelebte Zeit stark überbetont wird" (Ramacher 1996, 101). Die Schüler betrachten offenbar ihr Leben als fortdauernde Gegenwart. „Die antizipierte Lebenszeit endete in 23 Fällen offen. Der Tod wurde als demonstrativer Abschlußpunkt ... eingezeichnet." (ebd., 128). Hervorzuheben ist, dass die mit den Schülern geführten Interviews dazu führen, dass die jungen Menschen ihre Endlichkeit als Jemeinigkeit anerkennen, denn diese sei, so Ramachers nur „auf intrapsychischer Ebene, subjektiver Vorstellung und persönlicher Betroffenheit" (123) zu erschließen, jedoch bedingt diese Einsicht *nicht*, wie im Diskurs „30 jungen Menschen ...", die Auffassung, dass das Sterbenmüssen in einem relevanten Zusammenhang zu anderen Menschen stehen könnte.

Zu einem ähnlichen Ergebnis gelangt die Studie von Röseberg und Bischkopf (2006). Die je eigene Sterblichkeit ist für Erwachsene im Alter von 25 bis 35 Jahren ein Thema. Gedanken, Gefühle und Konsequenzen beziehen sich aber nicht auf Beziehungen zum Anderen (sei es in der Rolle des Sterbenden oder des Überlebenden).

Die Ergebnisse unserer Untersuchung erscheinen vor dem Hintergrund der hier zusammengestellten Forschungsergebnisse somit nicht als eine triviale Beschreibung einer genetischen (entwicklungspsychologischen) Normalität. Vor dem Hintergrund der Death Education Bewegung wird deutlich, warum eine Verbindung der Auseinandersetzung mit der Endlichkeit gerade mit einem Gespräch mit einem sterbenden Menschen sinnvoll ist. Im Gegensatz zu anderen Herangehensweisen (Interview, Aufgaben lösen „Stell Dir vor, es wäre Dein letzter Tag…") handelt es sich um eine erfahrungsbasierte Auseinandersetzung im Sinne einer durchlebten und begleiteten Erfahrung.

Stärke und Besonderheit des Projektes liegen in der Verbindung der Herangehensweise von Elisabeth Kübler-Ross mit Ansätzen und Empfehlungen aus der Death Education. Das Gesamtprojekt enthält die Aspekte Informationen geben, Werte und Normen besprechen und Bewältigungsstrategien entwickeln. Es kombiniert sie mit der Begegnung mit einem sterbenden Menschen oder dessen Angehörigen, sowie mit einer engen persönlichen und psychologischen Begleitung.

Zu untersuchen bleibt einerseits, inwieweit eine regelhafte Umsetzung des vorgestellten Konzeptes realisierbar wäre. Auch die Nutzung von filmischem Material als erfahrungsnaher Ansatz, der einen entsprechenden Zugang zu Erfahrungen bietet und ggf. ähnlich variantenreich gestaltet werden kann, wie die Begegnungen mit verschiedenen Menschen, könnte zunehmende Relevanz gewinnen, da schon aus Ressourcengründen ein wie von uns beschriebenes Konzept durch den notwendigen organisatorischen Aufwand nicht für jede Situation geeignet sein wird (Schulz et al. 2015; Niemiec/ Schulenberg 2011).

Die Ergebnisse der Untersuchung sind mindestens dort von alltäglicher Relevanz, wo die hier gewonnen Ergebnisse in Rückbezug auf den Ausgangspunkt des Diskursprojektes in der Aus- und Weiterbildung von Heilberuflern Anwendung finden können, nämlich in der Pflege, der Medizin, der Physiotherapie und so weiter. Das Ausbildungsseminar „Kommunikation mit Sterbenden" für Medizinstudierende an der Universität Witten/Herdecke, welches gewissermaßen die Grundlage des erfahrungsbasierten Diskurskonzeptes bildet, wurde mittlerweile an weiteren Universitäten in die curriculare Ausbildung übernommen (Schulz et al. 2015). Die Auswirkungen auf die Selbstwirksamkeit und das Kompetenzgefühl von Medizinstudierenden in Umgang und Kommunikation mit sterbenden Menschen und deren Angehörigen konnte in einer Studie von Schulz et al. (2013) nachgewiesen werden. In einer dazugehörigen qualitativen Studie zur Perspektive der teilnehmenden betroffenen Patienten wurde deutlich, dass insbesondere die bereits weiter oben beschriebene Konzentration auf kulturelle Offenheit und bewusste Auseinandersetzung in der Begegnung mit einem Anderen als Sterbenden wichtige Wirkfaktoren aus Sicht der Patienten darstellen (Schnell, Schulz, Dunger, Haynert 2012).

Diese Ergebnisse unserer bisherigen Lehrforschung ermutigen zur Fortsetzung und Weiterentwicklung von Lehrkonzepten, welche erfahrungsnah und frei von kognitivistischen Vorüberlegungen mit einem stärkeren Fokus auf nachgelagerte Selbstreflexion und Gruppenkommentierung ausgerichtet sind. Allerdings wäre es zu kurz gegriffen und im Widerspruch zu unserem eigens artikulierten Anspruch, die in der vorliegenden Studie vorgestellten Ergebnisse wiederum einzig auf den professionalisierten Kontext der Versorgung am Lebensende zu beziehen. Vielmehr können die Ergebnisse als Motivation dienen, einstellungsoffene Diskursformate zu Sterben und Tod im öffentlichen Raum weiterzuentwickeln.

## 6.2 Praktische Relevanz/ Reflexion auf das Projekt

Neben den beschriebenen didaktischen Besonderheiten ist nämlich auch sein Diskurscharakter eine Besonderheit des Projektes. Diskurs bedeutet: Personen machen Erfahrungen, reflektieren diese und artikulieren sie öffentlich. Besonders wird der Diskurs durch die Tatsache, dass die Personen sich öffentlich mit der Thematik des Lebensendes und damit der des Todes und des Sterbens befassen. Der Diskurs macht aus diesen immer auch privaten nun höchst öffentliche Themen. Damit hat der Diskurs eine praktische wie auch reflexive Relevanz, die in die Kulturwissenschaften hineinführt (vgl.: Wildfeuer 2015).

## 7 Reflexion

### 7.1 Grenzen der Studie

Die vorliegende Untersuchung bewegt sich innerhalb dreier Begrenzungen:

1. Die Anzahl der Teilnehmer (n= 8) konnte aufgrund der Limitationen des Projekts nicht höher sein. Entsprechend ist die Typenbildung nicht als Entwicklung typischer Einstellungen aus einer großen Kohorte von Teilnehmer konzipiert, wie sie bspw. von Dezutter et al. (2009) mittels einer Clusteranalyse durchgeführt wird. In dieser Studie konnten 213 von Adoleszenten ausgefüllte Fragebögen zu Todesangst und Religiosität mittels hierarchischer Regressionen und Clusteranalyse ausgewertet werden. Es ergaben sich vier Cluster, d.h. statistisch signifikante Gruppen typischer Merkmale. Diese zeigen eine Verbindung

zwischen der Art der Akzeptanz oder fehlenden Akzeptanz des Todes und der religiösen Einstellung.

Eine entsprechende quantitative Herangehensweise mittels Einstellungs-Assessment und eine Randomisierung der Untersuchungsgruppe erschienen von Beginn an im Rahmen des Projektes mit 30 jungen Menschen nicht umsetzbar. Stattdessen wurde die beschriebene qualitative Herangehensweise einer Prä-post-Befragung gewählt. Angelehnt an bestehende theoretischen Konstrukte wurde im Prozess der Auswertung ein Merkmalsraum konzipiert. So konnten die relevanten Merkmale aus den Ergebnissen einbezogen und einer Allgemeinheit zugeordnet werden. Auf eine Verallgemeinerbarkeit der Ergebnisse kann ohne weiteres nicht geschlossen werden.

2. Es ist nicht ausgeschlossen, dass das Ergebnis der Untersuchung, dass das Lebensende nämlich als etwas erfahren wird, das mit Anderen in einem gewissen Sinne geteilt wird, durch das Projekt, welches diese Teilhabe quasi vorgeführt hat, beeinflusst worden ist. Das ausdrückliche Ziel war schließlich die Konfrontation mit der eigenen und der fremden Endlichkeit durch ein Gespräch mit einem Sterbenden als Anderer. Zudem zeigen die Ergebnisse, dass das Gespräch als Teil des Gesamtprojektes erlebt wird und nur als solches der Auslöser für mögliche Veränderungen der Einstellung war.

3. Aussagen über eine Kausalität sind nicht verlässlich möglich, d.h. es ist denkbar, dass die Veränderung der Einstellung der jungen Menschen nicht nur durch das Gespräch im engeren Sinne erfolgte, sondern auch durch einen Bewusstwerdungsprozess, der allein schon aus der Tatsache resultiert, dass sich die Teilnehmer ein Jahr mit der Frage der Endlichkeit ihrer Existenz auseinandergesetzt haben und diese Auseinandersetzung auch in anderen Lebensbereichen (Familie, Freunde, Studium, Arbeit, …) führten. Ebenfalls nicht zu vergessen, ist die Exklusivität der öffentlichen Auseinandersetzung und des geförderten Projektes. Sicherlich können die Gespräche als Trigger und Teil des Prozesses verstanden werden. In vielen Aussagen der Teilnehmer findet sich jedoch, dass sie selbst andere Wirkmechanismen (das Gesamtprojekt, das Workshopwochenende, der Gruppenzusammenhalt und die Gespräche, etc.) erkennen.

## 8    2012/2014

Eine Grenze der Studie anderer Art liegt in der Tatsache, dass keine Langzeitzeitprüfung der Effekte unternommen worden ist, die das Gespräch und der Diskurs auf die jungen Menschen hat. Die Ergänzung der Prä-post-Untersuchung von 2012 um eine Post-post-Studie erfordert eigene Finanzmittel. Trotz des Bestehens dieser pragmatischen Hürde ist zu erwähnen, dass im Jahre 2014, also zwei Jahre nach dem Start des Diskurses, eine Befragung stattgefunden hat, an der 18 der 30 jungen Menschen teilgenommen haben. Die Teilnehmer wurden unter anderem danach gefragt, was aus dem Gespräch im Jahre 2012 noch 2014 in ihrem Leben gegenwärtig sei. Es zeigt sich, dass die jungen Menschen die Ausrichtung auf den Anderen, die das Ergebnis der Studie von 2012 bedeutet, in ihre sich seit 2012 entwickelnde Lebensperspektive integriert haben. 2014 kommt es vielen der Befragten darauf an, Initiativen zu entwickeln, um das Leben sinnvoll zu nutzen und zwar nicht egoistisch, sondern unter Beachtung Anderer. Weiterhin wird „Schönes erleben" als Wert hervorgeheben. Dieser Wert ist nicht etwa als Hedonismus gedacht, da Schönes nur schön ist, wenn es mit einem „sinnvollen Weg" verbunden ist. Schließlich äußerten die Probanden, dass für die Ausbildung der genannten Haltungen und Werte die Weckung des Bewusstseins der eigenen Endlichkeit, die eine Intention des Diskurses „30 junge Menschen" ist, sehr wesentlich sei (vgl. dazu: Dunger 2015, 146ff; Puls 2015).

## 9    Ausblick

Das Diskursprojekt „30 junge Menschen sprechen mit sterbenden Menschen und deren Angehörigen" ermöglicht eine öffentliche Reflexion über den Sinn der Endlichkeit des menschlichen Lebens aus der Sicht junger Menschen. Über dieses Projekt hinaus ist es wichtig, auch Erfahrungen und Expertisen gezielt in den öffentlichen Raum zu stellen, die von jungen Menschen *nicht* realisiert werden können.

Ein neues und im Mai 2015 begonnenes Diskursprojekt „30 Gedanken zum Tod" wird weiterhin dazu beitragen, dass öffentlich über den Tod in einer freien und zugleich in einer demokratieverträglichen Art und Weise debattiert wird. Es geht darum, Erfahrungen und Expertisen zum Ausdruck und zur Geltung zu bringen, die für den gesellschaftlichen Diskurs und für jede individuelle Person höchst wichtig sind. Damit sind die Sicht- und Handlungsweisen gesellschaftlicher Funktionsträger (Juristen, Politiker, Ärzte etc.) gemeint. Der neue Diskurs „30 Gedanken zum Tod" soll genau diese Gedanken zum Tod artikulieren und präsentieren und zwar von Personen, die den Tod in unserer Gesellschaft definieren (durch Juristen, Politiker, Ethikrat etc.) und von Personen, die ihn in der Konfrontation durchleben (von Patienten) und von Personen, die im weitesten Sinne diagnostizieren (durch Ärzte, Pathologen, Seelsorger, Beerdigungsunternehmer etc.). Auf diese Weise wird der durch „30 junge Menschen ..." begonnene Diskurs erweitert und ergänzt (siehe hierzu http://www.30gedankenzumtod.de).

## Literatur

Abengózar, M.C., Bueno, B., Vega, J.L. (1999): *Intervention on attitudes toward death along the life span.* Educational Gerontology, 25, S. 435-447

Andersson, H. (2011): Perception of Own Death Risk: An Assessment of Road-Traffic Mortality Risk. Risk Analysis, 31(7).1069-82.

Arnett JJ. Emerging Adulthood – A theory of development from the late teens through the twenties. American Psychologist. 2000; 55,5: 469-480.

Arnett JJ. Emerging adulthood: the winding road from the late teens through the twenties. New York, NY: Oxford University Press, 2004.

Clark J, Fasicano K. Young Adult Palliative Care: Challenges and Opportunites. Boston 2013 (unpublished manuscript; permission by Fasicano K)

Dezutter, J., Luyckx, K., Hutsebaut, D. (2009*): „Are you afraid to die?" religion and death attitudes in an adolescent sample.* Journal of Psychology and Theology, 37, S. 163-173.

Dunger, Chr. (2015): „Mein Leben ist endlich – was bedeutet das für mich?", in: Schnell/Schulz (Hg.) (2015).

Erikson EH. Identity, youth, and crisis. New York, NY: WW Norton, 1968.

Glass jr., J.C. (1990): *Changing death anxiety through death education in the public schools,* Death Studies, 14, S. 31-52

Flick, U., von Kardorff, E., Steinke, I. (Eds.) (2000). *Qualitative Forschung. Ein Handbuch.* Rowohlt, Hamburg.

Geimer, A./Lepa, St. (2007): Todesvorstellungen und Todesdarstellungen, in: tvdiskurs (3/2007).

Glass J.C. (1990): Changing death anxiety through death education in the public schools, Death Studies, 14:1, 31-52.

Goldstein, K. (1971): Ausgewählte Schriften, Den Haag.

Häußler, M.P. (2011): *Leben mit dem Tod. Das Leben von Jugendlichen nach dem Tod eines nahen Anderen. Eine Typologie,* Dortmund.

Heuser, L. (1995): *Death education: a model of student-participatory learning.* Death Studies, 19, S. 583-590

Huck, K., Petzold, H. (1984): *Death Education, Thanatagogik – Modelle und Konzepte.* In: Spiegel-Rösing, I., Petzold, H. (Hrsg.) (1984): *Die Begleitung Sterbender. Theorie und Praxis der Thanatotherapie,* Paderborn. S. 501-576

Kelle, U./Kluge, S. (2010): *Vom Einzelfall zum Typus,* Wiesbaden.

Knight, K.H., Elfenbein, M.H. (1993): *Relationship of Death Education to the anxiety, fear, and meaning associated with death.* Death Studies, 17, S. 411-425

Knott, J. E. (1979): *Death education for all.* In: Wass, H. (Hrsg.) (1979): *Dying: Facing the Facts.* Washington; New York; London. S. 385-398

Kuckartz, U. (2012): *Qualitative Inhaltsanalyse,* Weinheim/Basel.

Kuperman S.K., Golden, C.J. (1978): *Personality Correlates of attitude towards death.* Journal of Clinical Psychology, 34, S. 661-663

Lerner RM, Castellino DR. Contemporary developmental theory and adolescence: developmental systems and applied developmental science. J Adolesc Health 2002;31: S. 122-135

Lester, D. (1990): The collett-lester fear of death scale: The original version and a revision, Death Studies, 14:5, 451-468

Mayring Phillip (2002): *Einführung in die qualitative Sozialforschung: Eine Anleitung zu qualitativem Denken.* Beltz, Weinheim.

Mayring Phillip (2008): Qualitative Inhaltsanalyse: Grundlagen und Techniken. Beltz, Weinheim.

McAdams, DP, de St. Aubing, E. (1992) A theory of generativity and its assessment through self-report, behavioral acts, and narrative themes in autobiography. Journal of Personality and Social Psychology.62,1003-1015

McAdams D, de St. Aubin E, Logan RL. Generativity among young, midlife, and older adults. Psychology and Aging. 1993;8,2:221-230

Merleau-Ponty, M. (1966): Phänomenologie der Wahrnehmung, Berlin.

Mueller M.L. (1976): *Death Education and death fear reduction.* Education, 97, S. 145-148

Neimeyer, R.A., Wittkowski, J., Moser, R.P. (2004): *Psychological research on death attitudes: an overview and evaluation,* Death Studies, 28, S. 309-340.

Nimiec, R.M., Schulenberg, S.E. (2011): *Understanding death attitudes: the integration of movies, positive psychology, and meaning management.* Death Studies, 35, S. 387-407.

Pesel, D. (2006): *Die Thematisierung von Tod und Trauer. Möglichkeiten und Grenzen des Konzepts „death education" im Kontext sachunterrichtlicher Bildung.* Online unter: https://www.yumpu.com/de/document/view/8796662/die-thematisierung-von-tod-und-trauer-d-nb-archivserver-/45 (25.09.2014).

Peterson BE, Stewart AJ. Generativity and social motives in young adults. Journal of Personality and Social Psychology. 1993;65,1:186-198.

Piaget, J. (1973): *Einführung in die genetische Erkenntnistheorie,* Frankfurt/M.

-:(1974): *Die Bildung des Zeitbegriffs beim Kind,* Frankfurt/M.

Plieth, M. (2002): *Kind und Tod. Zum Umgang mit kindlichen Schreckensvorstellungen und Hoffnungsbildern,* Neukirchen-Vluyn.

Puls, N. (2015): Das Wunder der Existenz und der Abschied vom Mitsein, in: Schnell/Schulz (Hg.) (2015).

Ramacher, G. (1996): *Die Synthese von Todeskonzept und eigener Lebenszeitperspektive beim Adoleszenten,* Frankfurt/M.

Ramsenthaler, C. (2012): Was ist „Qualitative Inhaltsanalyse?". In: Schnell, M.W., Schulz, Chr., Kolbe, H., Dunger, C. (2012): Der Patient am Lebensende. Eine Qualitative Inhaltsanalyse.

Reuter, S. (1994): *Tod und Sterben – Ein ‚Thema für den Schulunterricht. Konzeption und Evaluierung einer Unterrichtsreihe zum Thema „Tod und Sterben" für Schülerinnen und Schüler der gymnasialen Oberstufe.* Frankfurt am Main; Berlin; New York; Paris; Wien.

Rölli, M. u.a. (Hg.) (2007): *Ambivalenzen des Todes,* Darmstadt.

Röseberg, F./Bischkopf, J. (2006): *Die eigene Sterblichkeit als Thema im Leben von jungen Erwachsenen – eine qualitative Untersuchung*, Regensburg.

Ruff, H., Jacobs, R.J., Fernandez, M.I., Bowen, G.S., Gerber, H. (2010): Factors Associated With Favorable Attitudes Toward End-of-Life Planning. American Journal of Hospice & Palliative Medicine, 28(3) 176-182.

Schiappa, E., Gregg, P.B., Hewes, D.E. (2004): *Can a television series change attitudes about death? A study of college students and Six Feed Under.* Death Studies, 28, S. 459-474.

Schnell, M.W. / Heinritz C. (2006): Forschungsethik – Ein Grundlagen- und Arbeitsbuch für die Gesundheits- und Pflegewissenschaft. Hans Huber, Bern.

Schnell, M.W. (2008): Ethik als Schutzbereich, Bern.

Schnell, M.W. (2009): Kommunikation als Grundlage der Begleitung am Lebensende, in: Ders. Patientenverfügung – Begleitung am Lebensende im Zeichen des verfügten Patientenwillens – Kurzlehrbuch für die Palliative Care. Hans Huber, Bern.

Schnell, M.W. (2015): „Der philosophische Diskurs der Endlichkeit", in: Schnell/Schulz (Hg.) (2015).

Schnell, M. W. / Schulz, C. (2012): Basiswissen Palliativmedizin. Springer, Berlin.

Schnell, M.W./Schulz, Chr. (Hg.) (2015): Dem Sterben begegnen. 30 junge Menschen sprechen mit sterbenden Menschen und deren Angehörigen, Bern.

Schulz, C./Wenzel-Meyburg, U./Karger, A./Scherg, A./In der Schmitten, J./Trapp, T./Paling, A./Bakus, S./Schatte, G./Rudolf, E./Decking, U./Ritz-Timme, S./Grünewald, M./Schmitz, A. (2015):Implementation of palliative care as a mandatory cross-disciplinary subject (QB13) at the Medical Faculty of the Heinrich-Heine-University Düsseldorf, Germany. GMS Z Med Ausbild. 2015 Feb 11;32(1):Doc6. doi: 10.3205/zma000948. eCollection 2015.

Schulz C./Möller, M.F./Seidler, D./Schnell M.W. (2013) Evaluating an evidence-based curriculum in undergraduate palliative care education: piloting a phase II exploratory trial for a complex intervention. BMC Med Educ. 2013 Jan 4;13:1. doi: 10.1186/1472-6920-13-1.

Schütz, A./Luckmann, Th. (1972): Strukturen der Lebenswelt I, Frankfurt/M.

Sepp, H.R. (2004): Art. *Einstellung.* Wörterbuch der phänomenologischen Begriffe, Hamburg.

Taubman, O./Ari, B.: Risk Taking in Adolescence – "To Be or Not to Be" is not really the Question. P. 116 In: Greenberg J, Koole SL, Pyszczynski T (eds.) Handbook of experimental existential psychology. 2004. The Guilford Press, New York.

Weber, M. (1980): Wirtschaft und Gesellschaft, Tübingen.

-:(1991): Schriften zur Wissenschaftslehre, Stuttgart.

Wildfeuer, J. (2015): Diskursive Performance: Zur textuellen Verarbeitung der Erfahrungen im Diskursprojekt „30 junge Menschen", in: Schnell/Schulz (HG.) (2015).

Wittkowski, J. (1996): Fragebogeninventar zur mehrdimensionalen Erfassung des Erlebens gegenüber Sterben und Tod (FIMEST). Handanweisung. Hogrefe, Göttingen.

Witzel, Andreas (2000). Das problemzentrierte Interview. Forum Qualitative Sozialforschung / Forum: Qualitative Social Research, 1(1), Art. 22

**Anhang**

**Konzepte des PZI**

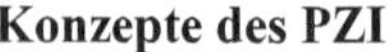

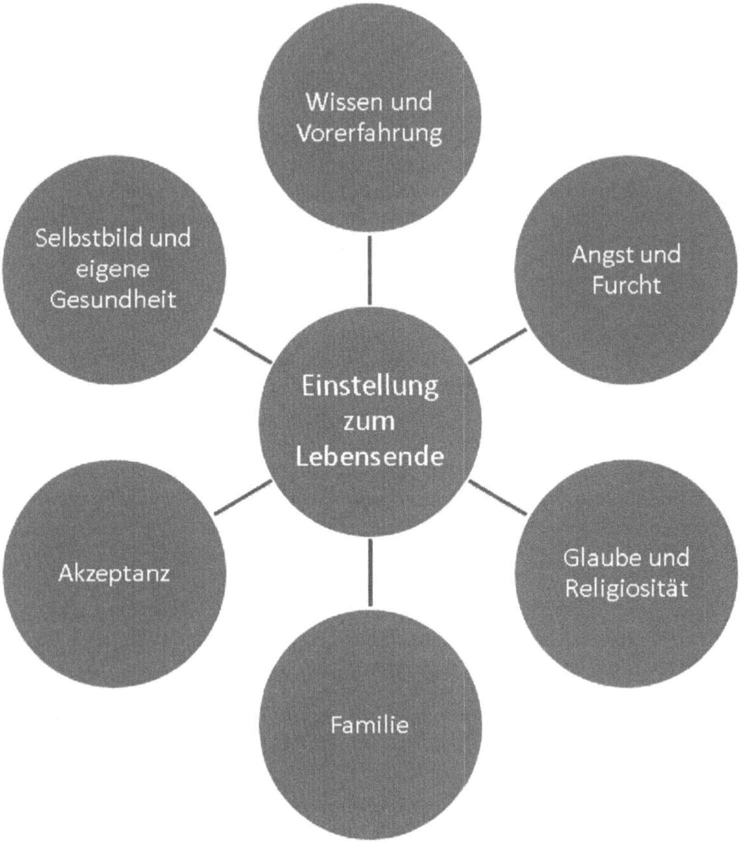

## Transkriptionsregeln

1. Es gilt:

   o    I.: = steht für Interviewer,

   o    P.: steht für Interviewteilnehmer (Informant)

2. (…unverständlich…) = bei nicht verständlichen Interviewpassagen

3. (Name) = Nennung von Personen werden in Klammern gestellt, dabei wird der Name aus Gründen der Anonymität nicht angegeben

4. Regionalspezifische Wörter werden während der Transkription sinngemäß ins Hochdeutsche übertragen

5. (0.2) = Pause von 2 Sekunden bei Gedankenpausen der Interviewteilnehmer

6. ! = Betonung, hervorgehobenes Wort

7. (**fett**) = überlappende Sprache, zwei Personen sprechen gleichzeitig

## Weitere allgemeine Angaben zum Layout des Transkripts

1. Schriftart: Arial, Schriftgröße: 11
2. Zeilenabstand: 1 ½, Blocksatz
3. nach jeder Frage bzw. Antwort: Absatz
4. Zeilennummerierung
5. Kodierung des Interviews: die transkribierten Dateien werden folgendermaßen unter folgenden Namen abgespeichert und damit codiert:

   o    Einrichtungscode numerisch fortlaufend 01

   o    Reihenfolge der Interviews numerisch fortlaufend 01

# Typenbildung – Eine kommentierte Literaturliste

*Christine Dunger*

Je nach Perspektive kann die Typenbildung oder typenbildende Analyse als eine der qualitativen Forschung innewohnenden Logik der Auswertung oder aber als besondere Art der Auswertung verstanden werden. Im ersten Fall findet sie sich in verschiedenen Ansätzen, beispielsweise auch in der Kategorienbildung der Grounded Theory. Dieses Buch widmet sich jedoch der Typenbildung als eigenständige Art der Analyse und Interpretation qualitativen Datenmaterials (typenbildende Inhaltsanalyse nach Kuckartz). Diese Perspektive verbreitete sich, unabhängig von der eher quantitativ ausgerichteten Clusteranalyse, erst ab den 1990er Jahren. 1999 legte Susann Kluge dann eine differenzierte und systematische Beschreibung der bestehenden Ansätze vor. In den bis zu Kluges Arbeit erschienenen Publikationen waren insbesondere die Schritte der Typenbildung häufig in kaum nachvollziehbarer Weise dargestellt. Heute finden sich verschiedene Anleitungen sowie Begründungen zur typenbildenden Analyse und auch eine methodologische Diskussion um dieses Verfahren. Es haben sich verschiedene Verfahrensweisen mit unterschiedlichen Fokussierungen im Rahmen einer breiten Diskussion entwickelt.

Die folgende Literaturübersicht widmet sich der kurzen Darstellung einiger grundlegender Beiträge zur Typenbildung und zeichnet die Entwicklung mittels der vorgestellten Bücher nach. Die Reihenfolge der Beschreibungen ist somit keine Rangordnung im Sinne einer Empfehlung. Im zweiten Teil der Literaturliste wird auf weiterführende Literatur verwiesen und abschließend eine beispielhafte Studie vorgestellt.

## 1. Grundlagenliteratur

*Kluge, Susann: Empirisch begründete Typenbildung. Zur Konstruktion von Typen und Typologien in der qualitativen Sozialforschung. Opladen: Leske+ Budrich, 1999*

Das 1999 erschienene Buch stellt, ausgehend von einer ausführlichen Darstellung und Definition des Typenbegriffs, die erste systematische Aufarbeitung typenbildender Ansätze dar. Ziel ist die Entwicklung eines Modells zur Typenbildung, dass eine transparente und regelgeleitete Anwendung ermöglicht. Eine solche fand im Sonderforschungsbereich 186 „Statuspassagen und Risikolagen im Lebensverlauf" der Universität Bremen statt. Nach einer Einführung in die methodologischen Grundlagen der Typenbildung, erfolgt die ausführliche Darstellung dreier verschiedener Verfahren empirisch begründeter Typenbildung. Das Konzept des Merkmalsraums und die typologischen Operationen nach Barton und Lazarsfeld, die Prozessstrukturanalyse nach Gerhard und die typologische Analyse nach Kuckartz werden als Ansatzpunkt für das eigene Auswertungsmodell genutzt. Sie stellten zu diesem Zeitpunkt die Verfahren dar, die ausführlich genug dargestellt und diskutiert waren, um auch die einzelnen Analyseschritte kritisch zu reflektieren. Zudem hatten sie alle Bezugspunkte zu grundlegenden theoretischen Überlegungen oder gingen neue Wege in der Kombination qualitativer und quantitativer Daten, wie dieses auch von der heute allseits bekannten computerunterstützten Datenanalyse realisiert wird.

Im dritten Teil des Buches werden die identifizierten Auswertungsschritte auf ein konkretes Beispiel aus dem Sonderforschungsbereich 186 angewendet, bevor im vierten und letzten Teil das eigene Stufenmodell empirisch begründeter Typenbildung dargelegt wird.

Die Inhalte dieser Auseinandersetzung und daraus entstandene Diskussionen finden sich heute in verschiedenen, auch im Folgenden vorgestellten Büchern. Das Buch Kluges kann jedoch als Klassiker verstanden werden, der sehr grundsätzlich die Diskussion um Typenbildung darstellt und somit ermöglicht deren Hintergründe zu verstehen.

Insbesondere die Definition des Typenbegriffs und die Darstellung der Typenbildung anhand der identifizierten Regeln finden sich nochmals in einem Artikel, der in der Zeitschrift Forum qualitative Sozialforschung erschienen ist (Kluge, Susann: Empirisch begründete Typenbildung. Forum Qualitative Sozialforschung, 2000, 1(1), Art. 14).


*Kelle, Udo/Kluge, Susann: Vom Einzelfall zum Typus. Fallvergleich und Fallkontrastierung in der qualitativen Sozialforschung. Wiesbaden: VS Verlag für Sozialwissenschaften. 2. Auflage, 2010.*


Das mittlerweile in der zweiten Auflage erschienene Buch hat das Ziel, methodologische und forschungspraktische Aspekte der Typenbildung verständlich darzustellen. Dabei soll eine Bandbreite verschiedener Verfahren zur Darstellung von Ähnlichkeiten und Unterschieden, sowohl auf der Einzelfallebene, als auch fachübergreifend, aufgegriffen, beschrieben und diskutiert werden. Um dieses Ziel zu erreichen, werden Techniken und Methoden zur Anwendung der verschiedenen Verfahren aufgezeigt. Zudem vermittelt das Buch das notwendige Wissen, um die verschiedenen Verfahren voneinander abzugrenzen.

Ausgehend von der Annahme, dass Typisierung und Gruppierung immer ein Teil qualitativer Forschung sind, beinhalten entsprechende Auswertungsverfahren einerseits die Möglichkeit einer einfachen deskriptiven Gliederung von Datenmaterial. Andererseits werden aber auch Möglichkeiten zum systematischen Fallvergleich aufgezeigt, die der Beschreibung, Analyse und Erklärung sozialer Strukturen dienen. Ein weiterer Grundgedanke der Autoren besagt, dass qualitativen Studien oftmals ein naives Verständnis der Forschungslogik zugrunde liegt, welches zu einem induktiven Selbstmissverständnis führen kann. Diesem begegnen die Autoren direkt im ersten Kapitel, indem sie die grundsätzlichen Forschungslogiken der Induktion, Deduktion und Abduktion beschreiben und voneinander abgrenzen. Im zweiten Kapitel wird, ausgehend von einer abduktiven Logik, die Rolle des theoretischen Vorwissens in der qualitativen Forschung vertiefend beschrieben.

Nach dieser Darstellung der forschungslogischen und methodologischen Grundlagen widmet sich das Buch in den Kapiteln 3-5 forschungspraktischen Überlegungen, d.h. den Techniken und Methoden der verschiedenen Verfahren. Die Autoren stellen dar, wie Vergleich und Kontrastierung im Forschungsprozess gelingen können. Kapitel drei fokussiert dabei auf die Fallauswahl und somit auf Aspekte der Datenerhebung. Anhand der gezielten Suche nach Gegenbeispielen, der aus der Grounded Theory bekannten theoretischen Stichprobenauswahl und dem anfertigen qualitativer Stichprobenpläne, wird beschrieben, wie bereits in der Erhebungsphase Fallkontrastierungen berücksichtigt werden können. Kapitel vier widmet sich der fallübergreifenden Analyse des Datenmaterials. Neben grundlegenden Aspekten der Art der Datenauswertung, die im Sinne einer deskriptiven Gliederung auch in einer einfachen Gruppierung des Datenmaterials enden kann, werden die Funktionen verschiedener Kategorienarten, wie die Dimensionalisierung der Kategorien vorgestellt. Der eigentliche Prozess der Typenbildung als systematischer Fallvergleich ist Inhalt des fünften Kapitels. Hier werden zunächst die relevanten Begriffe definiert. Neben dem Typusbegriff und der Typenbildung wird auch das Konzept des Merkmalsraumes vorgestellt. Im dritten Teil des Kapitels folgt dann die Beschreibung der Typenbildung als Prozess.

Kapitel sechs ist eine Zusammenfassung der Inhalte des Buches, die – explizit für den eiligen Leser – nochmals die wesentlichen Inhalte als Regeln darstellt. In diesem Kapitel finden sich Verweise, zu den ausführlicheren Beschreibungen in den vorherigen Kapiteln. Damit eignet sich das Buch durchaus auch als Nachschlagewerk. Durch seine verständliche Sprache und die eingängigen Argumentationen ist es jedoch auch als Lehrbuch hervorragend geeignet. Es gibt

Antworten auf viele Fragen und beantwortet sie differenziert. Dadurch gibt es Orientierung zur Anwendung einer typenbildenden Analyse qualitativen Datenmaterials und zur grundsätzlichen Abgrenzung des eigenen Vorgehens zu anderen Verfahren.

*Kuckartz, Udo: Qualitative Inhaltsanalyse. Methoden, Praxis, Computerunterstützung. Weinheim: Beltz Juventa. 2. Auflage, 2014*

Das 2012 in der Erstauflage erschienene Lehrbuch knüpft an die von Phillip Mayring eingeführte Qualitative Inhaltsanalyse an und entwickelt sie eigenständig weiter. Es ist bereits Teil der Literaturliste des ersten Bandes dieser Buchreihe und dort ausführlich besprochen (vgl: Palliative Care und Forschung Bd 1. „Der Patient am Lebensende. Eine Qualitative Inhaltsanalyse", S. 150f). Auch die zweite Auflage verfolgt, als Lehrbuch für Nachwuchswissenschaftler, das Ziel, eine anwendungsbezogene Anleitung zur inhaltlichen Auswertung qualitativer Daten zu geben. Die Methoden und Techniken dreier zentraler Methoden der Inhaltsanalyse werden vorgestellt: die inhaltlich strukturierende, evaluative und typenbildende qualitative Inhaltsanalyse. Zudem erfolgt eine Einweisung in die Nutzung der Computertechnik, d.h. die Unterstützung der Auswertung mittels QDA-Software, wie auch deren praktische Umsetzungsmöglichkeiten. Immer wieder finden sich auch Verbindungen zu Gütekriterien der qualitativen Forschung, die als zentraler Aspekt von systematischer und transparenter Analyse begriffen werden.

Das Buch hat einen linearen Aufbau und ist somit als umfassende Einführung zu verstehen. Im vierten Kapitel erfolgt die differenzierte Darstellung der typenbildenden Inhaltsanalyse. Nach einer kurzen historischen Betrachtung der Tradition der Typenbildung, werden grundsätzliche Begriffe geklärt und verschiedene Formen der Typenbildung (monothetisch, polythetisch, usw.) und deren grundsätzlichen Verfahrensweisen vorgestellt. Im Anschluss an diese grundlegende Einführung folgt die differenzierte Beschreibung des Ablaufes dieser typenbildend-inhaltsanalytischen Auswertung. Zuletzt erfolgt der Hinweis auf Möglichkeiten der Ergebnisdarstellung. Hier wird nochmals darauf Bezug genommen, welche Rolle eine transparente Darstellung der Ergebnisse hat. Im fünften Kapitel, das sich mit der Computerunterstützung der qualitativen Inhaltsanalyse, auch im Hinblick auf die Auswertung von Audio- und Videomaterial, beschäftigt, wird ebenfalls speziell auf die Typenbildung eingegangen. Somit gibt das Buch eine gute Einführung in die von Kuckartz entwickelte typenbildende Inhaltsanalyse, deren inhaltsanalytischen Hintergrund und die Anwendung.

*Kuckartz, Udo: Einführung in die computergestützte Analyse qualitativer Daten. Wiesbaden: VS Verlag für Sozialwissenschaften. 3. Auflage, 2010.*

Ziel dieses erstmals 1999 erschienenen Buches ist, eine Einführung in die computergestützte Analyse qualitativer Daten zu geben und eine praktische Anleitung für die Anwendung der Software MAXQDA bereitzustellen. Nach einer einführenden Darstellung der Grundlagen der computerbasierten Auswertung, wie ihrer Arbeitsschritte, erfolgt eine schrittweise Beschreibung des gesamten Auswertungsprozesses. Hierbei fließen immer wieder die Definitionen von Grundbegriffen, oder aber die Verknüpfung zu einzelnen Auswertungsmethoden ein. Eine dieser Methoden ist die typenbildende Inhaltsanalyse, die, anders als anderen Methoden, bereits im Hinblick auf die Nutzung einer unterstützenden Software entwickelt wurde. In den Kapiteln 5-13 werden unterschiedliche Funktionen der Software beschrieben und Anwendungsbereiche aufgezeigt. Dabei erfolgt zuletzt auch eine Darstellung der Kombinationsmöglichkeiten mit statistischen Verfahren, die besonders im Hinblick auf eine typenbildende Analyse interessant sein kann. Die Verknüpfung qualitativer Datensets mit Statistikprogrammen, deren Auswertung und die Rückkopplung, bzw. Reintegration in die qualitative Auswertung werden beispielhaft erklärt. Gleichzeitig wird der Hintergrund dieses Vorgehens erläutert. So erscheint eine Clusteranalyse als Möglichkeit der systematischen Auswertung der zuvor beschriebenen Ähnlichkeitsmatrix, die zudem die Gruppierung der Probanden in homogene Gruppen erlaubt.

Auch, oder gerade weil der Fokus des Buches auf der Einführung in die computergestützte Analyse liegt, scheint es eine gute Ergänzung zu den klassischen Methoden-(lehr-)büchern. Es verbindet die Möglichkeiten der Software-Nutzung mit allgemeinen und besonderen Aspekten qualitativer Auswertungsmethoden, ist eingängig und verständlich geschrieben und kann aufgrund des chronologischen Aufbaus gut als Einführung genutzt werden. Es kann aber auch als Nachschlagewerk für konkrete Schritte im Auswertungsprozess dienen.


*Bohnsack, Ralf/Nentwig-Gesemann, Iris/Nohl, Arnd-Michael: Die dokumentarische Methode und ihre Forschungspraxis. Grundlagen qualitativer Sozialforschung. Wiesbaden: VS Verlag für Sozialwissenschaften. 3. Auflage, 2013.*

Bohnsack, Nentwig-Gesemann und Nohl verfolgen mit diesem, nun in der dritten Auflage vorliegenden Buch, eine Darstellung der vielfältigen Ansätze innerhalb der dokumentarischen Methode, deren Systematisierung und eine grundsätzliche methodisch-methodologische Diskussion. Gegründet auf Karl Mannheims Wissenssoziologie und die Ethnomethodologie stellt die dokumentarische Methode eine Möglichkeit dar Handlungspraxis zu rekonstruieren und habitualisiertes Orientierungswissen (verstanden als teilweise implizites, aber den Akteuren dennoch eigenes Wissen) aufzuzeigen. Das bedeutet, immer auch Strukturen von Handlungen und sozialen Interaktionen aufzudecken und diese zu typisieren. Dabei geht die dokumentarische Methode immer aus der Perspektive der Untersuchten vor und nutzt im gesamten Analyseprozess, d.h. von Beginn an, die Technik der komparativen Analyse.

Neben vielfältigen Beiträgen aus unterschiedlichen Disziplinen und mit unterschiedlichen methodischen Herangehensweisen finden sich auch drei Beiträge zur komparativen Analyse und Typenbildung. Die darin genutzten Forschungsbeispiele kommen nicht aus dem Gesundheitswesen. Dennoch verdeutlichen sie die grundlegenden Perspektiven und Betrachtungsweisen dieser besonderen Art der Typenbildung. So beschreibt Bohnsack anhand einer Studie zu jugendlichen Migranten und Migrantinnen türkischer Herkunft eine mehrdimensionale sozio-genetische Typenbildung, die inhaltlich eine Migrationstypik zum Ergebnis hat, die durch andere Typiken (beispielsweise Adoleszenz oder Bildung) überlagert wird. Methodisch bricht sie mit der Analyseeinstellung des „Common Sense" und kann daher eher als praxeologische Typenbildung verstanden werden. Nohl fokussiert im Vergleich mehrerer Studien die komparative Analyse, reflektiert sie methodologisch und rekonstruiert den dazugehörigen Forschungsprozess. Dabei zeigt er auch, wie eine Verknüpfung zwischen den Fällen und Typiken einer Untersuchung gelingen kann. Nentwig-Gesemann beschäftigt sich schließlich mit der sinn- und soziogenetischen Typenbildung. Sie beschreibt zunächst die Unterschiede verschiedener typenbildender Verfahren und die sich daraus ergebenden Strukturunterschiede von Typologien. Diese werden als Ausgangspunkt zur Beschreibung der spezifischen Art der Mehrdimensionalität in der praxeologischen Typenbildung genommen. So stellen Typiken nicht einzelne Fälle dar, sondern müssen von diesen als konjunktive Erfahrungsräume unterschieden werden. In diesem Sinne können sie als sinn- und soziogenetische Orientierungsschemata verstanden werden. Ihre Überlegungen macht sie am Beispiel einer Untersuchung zur Krippenerziehung in der DDR deutlich.

Das Buch beschreibt somit grundlegende Aspekte der dokumentarischen Methode, systematisiert sie und diskutiert sie methodologisch. Damit liegt der Fokus nicht auf der Typenbildung als Auswertungsmethodik, sondern eher auf einem interdisziplinären Austausch über eine Methode, die bei entsprechender Fragestellung auch Hintergrund einer typenbildenden Analyse sein kann.

*Nohl, Arnd-Michael: Relationale Typenbildung und Mehrebenenvergleich. Neue Wege der dokumentarischen Methode. Wiesbaden: VS Verlag für Sozialwissenschaften. 2013.*

In dem 2013 erschienenen Buch beschreibt Nohl Typenbildung ebenfalls aus der Perspektive der dokumentarischen Methode. Ziel ist die Darstellung und Diskussion zweier typenbildender Verfahren, die bereits bei Bohnsack at al. (2013, erste Auflage von 2001) angesprochen werden. Nach der grundlegenden Beschreibung des zu Grunde liegenden Verständnisses qualitativer Forschung und einer Kontextualisierung der Methode, werden die relationale Typenbildung und der Mehrebenenvergleich dargestellt und anhand von Forschungsbeispielen erläutert. Letzterer wird im Sinne einer komplexen Typenbildung verstanden, die nicht nur eine, sondern mehrere Ebenen der untersuchten Handlungsmuster und Orientierungsschemata betrachtet. Obwohl die skizzierten Auswertungsmethoden komplex und anspruchsvoll sind, ist das Buch ist auch für Forschungsneulinge geeignet. Es ist verständlich geschrieben, enthält eine ausführliche Einbettung der Beispiele in die Erläuterungen und eignet sich so zur Vertiefung der Typenbildung, wie auch zur Einführung in die beiden Verfahren.

## 2. Weiterführende Literatur und eine beispielhafte Studie

Die hier aufgelisteten Zeitschriftenbeiträge und Monographien sind als Ergänzung zur beschriebenen Literatur gedacht und greifen verschiedene Diskussionspunkte auf oder ergänzen sie. Sie werden nicht ausführlich vorgestellt.

Haas, Barbara/Scheibelhofer, Ella/Institut für Höhere Studien (IHS), Wien: Typenbildung in der qualitativen Sozialforschung: eine methodologische Analyse anhand ausgewählter Beispiele. 1998. Online unter: http://nbn-resolving.de/ urn:nbn:de:0168-ssoar-221901 (14.05.2015)

Schmidt-Hertha, Bernhard/Tippelt, Rudolf: Typologien. REPORT. Zeitschrift für Weiterbildungsforschung. 2011, 34. Jahrgang.

Bailey, Kenneth D.: Typologies and Taxonomies. An Introduction to Classification Techniques. Thousand Oaks: Sage. 1994.
Bohnsack, Ralf: Rekonstruktive Sozialforschung – Einführung in Methodologie und Praxis qualitativer Forschung. Opladen: Leske + Budrich. 4. Auflage, 2000.

Ecarius, Jutta/Schäffer, Burkhard (Hrsg.). Typenbildung und Theoriegenerierung. Methoden und Methodologien qualitativer Bildungs- und Biographieforschung. Opladen: Leske + Budrich. 2009.

Nohl, Arnd-Michael: Interview und dokumentarische Methode. Anleitungen für die Forschungspraxis. Wiesbaden: VS Verlag für Sozialwissenschaften. 2009.

Auch die Darstellung vor Forschungsergebnissen in ihrer Langfassung als Monographien ist nicht nur interessant, sondern hilft im Verständnis der Methode und ihrer Anwendung. An dieser Stelle soll nun eine Studie beispielhaft skizziert werden, die auch online abgerufen werden kann und im thematischen Zusammenhang mit dem vorliegenden Band liegt.

*Häußler, Michael Paul: Leben mit dem Tod. Das Leben von Jugendlichen nach dem Tod eines nahen Anderen. Eine Typologie. Dissertation an der Fakultät für Kultur- und Sozialwissenschaften der Fernuniversität in Hagen. 2011. Online im Internet: http://deposit.fernuni-hagen.de/2804/1/Diss_Haeussler.pdf*

In seiner Dissertation „Leben mit dem Tod. Das Leben von Jugendlichen nach dem Tod eines nahen Anderen. Eine Typologie" im Bereich Sozialwissenschaften widmet sich Michael Paul Häußler dem Weiterleben von Jugendlichen (junge Menschen zwischen 12 und 25 Jahren) nach dem Tod eines 'nahen Anderen'. Diese Anderen sind definiert als Personen, die den jungen Menschen sozial und emotional 'nahe' standen, bspw. Familienangehörige oder Mitschüler waren. Die Forschungsfrage lautet: Wie geht das Leben von Jugendlichen weiter nach dem Tod eines nahen Anderen?

Der Forschungsansatz berücksichtigt die prozesshafte Struktur und Subjektivität des Erlebens der jungen Menschen, aber auch die subjektiven Bedeutungsstrukturen und identitätsbildende Aspekte. Er orientiert sich an lebensgeschichtlichen Erzählungen. Ähnliche Erzählungen kennt der Autor aus seinem beruflichen Kontext in Form eines Gesprächskreises im Konfirmandenunterricht. Sie gaben den Impuls zur Betrachtung der Fragestellung. Biographisches Interviews und ergänzende andere Materialien (bspw. schriftliche Äußerungen) bilden somit das Datenmaterial, das mittels einer typenbildenden Analyse ausgewertet wird.

Diese Typenbildung erfolgt deskriptiv und genetisch-struktural. Rekonstruktionen der Fallgeschichten werden nicht, bspw. orientiert an einer bestehenden Heuristik, erklärt oder zugeordnet, sondern zunächst offen und als eigenständige Geschichte analysiert und interpretiert. So wird in den Fallgeschichten „nachgezeichnet, auf welchen Wegen und in welchen sozialen Strukturen das jeweils individuelle Leben der einzelnen jugendlichen Hinterbliebenen nach dem Tod eines nahen Anderen verläuft" (S. 12). Erst im zweiten Analyseschritt erfolgt dann die Identifizierung besonderer Ausprägungen von Typiken, die im dritten Schritt kontrastiert und verallgemeinert werden.

Die Analyse der Fallgeschichten zeigt schließlich, dass sich verschiedene Typiken identifizieren lassen, die sich jedoch aufeinander beziehen. Eine deskriptive Typologie anhand

- des Alters in einer sozialrechtlichen Differenzierung in Volljährigkeit oder Minderjährigkeit der Jugendlichen,
- der Nähe des verstorbenen Anderen nah (Elternteil) oder ferner (bspw. Freund oder Klassenkamerad) und
- der Art des Todes, der erwarteter oder unerwarteter sein kann,

wird ergänzt durch genetisch-strukturale Typiken. Die zwei möglichen Basistypiken beziehen sich auf die „Art des Lebens der Jugendlichen unter den veränderten Verhältnissen" nach dem Versterben eines nahen Anderen und auf ein psychologisches Erkenntnisinteresse, das die Jugendlichen als trauernde in den Mittelpunkt stellt.

Diese Studie zeigt, wenn auch nur knapp, die theoretisch-methodischen Begründungszusammenhänge einer Studie mit typenbildender Analyse auf und gibt ein Beispiel dafür, wie die zugrundeliegenden Annahmen auch die Art der Typenbildung beeinflussen. Vor allem die Darstellung der Typen ist hilfreich, um den zuvor beschriebenen Analyseprozess nachzuvollziehen.

# Verzeichnis der Autorinnen und Autoren

**Prof. Dr. Martin W. Schnell (M.A.)**, Lehrstuhlinhaber für Sozialphilosophie und Ethik sowie Direktor des Instituts für Ethik und Kommunikation im Gesundheitswesen (IEKG), Universität Witten/Herdecke.

**Dr. Christian Schulz (MSc)**, Oberarzt und stellvertretender Leiter des Interdisziplinären Zentrums für Palliativmedizin, Universitätsklinikum der Heinrich-Heine Universität, Düsseldorf.

**Prof. Dr. Udo Kuckartz**, Institut für Erziehungswissenschaften, Phillipps-Universität Marburg.

**Christine Dunger (MSc)**, wiss. Mitarbeiterin am Lehrstuhl für Sozialphilosophie und Ethik sowie Mitarbeiterin am Institut für Ethik und Kommunikation im Gesundheitswesen (IEKG), Universität Witten/Herdecke.

**Andy Schütz (MSc)**, Pflegewissenschaftler, wiss. Mitarbeiter am Institut für Ethik und Kommunikation im Gesundheitswesen, Univ. Witten/Herdecke.